Gemeinwirtschaft und Gemeinwohl
Social Economy and Common Welfare

herausgegeben von | edited by
Dr. Philipp Degens
Mag. Dr. Andreas Exner
Dr. Jens Martignoni
Prof. Dr. Frank Schulz-Nieswandt

Band 8 | Volume 8

Caroline Rehner

Innovationen in der Tagespflege

Möglichkeitsräume eines Langzeitpflegesettings

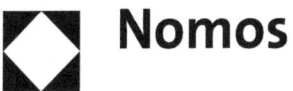

Alle Infografiken wurden von Herrn Sefa Pala erstellt.

Die Deutsche Nationalbibliothek verzeichnet diese Publikation in
der Deutschen Nationalbibliografie; detaillierte bibliografische
Daten sind im Internet über http://dnb.d-nb.de abrufbar.

ISBN 978-3-7560-1082-0 (Print)
ISBN 978-3-7489-4108-8 (ePDF)

Onlineversion
Nomos eLibrary

1. Auflage 2023
© Nomos Verlagsgesellschaft, Baden-Baden 2023. Gesamtverantwortung für Druck
und Herstellung bei der Nomos Verlagsgesellschaft mbH & Co. KG. Alle Rechte, auch
die des Nachdrucks von Auszügen, der fotomechanischen Wiedergabe und der Übersetzung, vorbehalten. Gedruckt auf alterungsbeständigem Papier.

Geleitwort:
Tagespflege – eine Versorgungsform im Altern.
Kritik und Impulse zur Neuausrichtung

Ingeborg Germann

In seiner Reihe von Modellen für die stationäre Versorgung von älteren Menschen mit Unterstützungs- und Pflegebedarf[1] hat das Kuratorium Deutsche Altershilfe Wilhelmine-Lübke-Stiftung e.V. – im Folgenden KDA genannt – auch das Thema Tagespflege aufgegriffen. Mit der 2007 erschienenen *Planungs- und Arbeitshilfe* für die Tagespflegepraxis legte das KDA einen Grundstein für den bundesweiten Ausbau an Tagespflegestätten.

Der vorliegende Text – *Innovationen in der Tagespflege. Möglichkeitsräume eines Langzeitpflegesettings* – setzt einen neuen und anspruchsvollen Fokus. Anspruchsvoll ist hier im tatsächlichen Sinne des Wortes zu verstehen: dass Menschen in der Tagespflege beispielsweise einen Anspruch auf Empathie und Ressourcenorientiertheit haben, der voll zu erfüllen ist. Soziale Innovationen in der Tagespflege werden im Sinne einer ganzheitlichen Reform betrachtet, um die Gestaltung „sozialer Wirklichkeiten" auf inhaltlichen und strukturellen Ebenen zu erreichen. Der Text stellt neue Verknüpfungen zur Erprobung vor und lädt zu einem kreativen und mutigen Umsetzen ein. Beispiele aus den Bereichen Architektur und Design, Kunst und Kultur und Digitalisierung zeigen auf, wie diese dazu beitragen bzw. gezielt eingesetzt werden können, um soziale Innovationen in Einrichtungen der Tagespflege zu realisieren. Dazu werden als übergeordnete zentrale Bedarfslagen der Tagespflege Empathie, gute „soziale Räume" und soziales Miteinander genannt.

Dabei geht es nun nicht um Modelle der Finanzierung oder die Erfüllung bundes- oder landesrechtlicher Vorgaben und Normen, nicht um „ein Mehr an Arbeit, Mühe oder Geld". Es geht um den Mut zu innovativer

---

1 Die Generationenabfolge des stationären Altenwohnbaus, die das KDA entwickelt hat, zeigt auch die allgemeine soziale Situation und das jeweilige Verständnis von Altenhilfe (KDA, 1988; Winter/Gennrich/Hass, 1999; BMG & KDA, 2002; BMGS & KDA, 2004; Albrecht, 2007; Arend, 2009; KDA, 2008; Sowinski & Ivanova, 2011; Michell-Auli & Sowinski, 2012). Siehe auch unter: https://kda.de/, Zugriff am 27.06.2023.

Geleitwort von Ingeborg Germann

Transformation bestehender Modelle, um Impulse für individuelle Gestaltungsprozesse. Und es geht – wie fast immer – um Fragen der Haltung und der Offenheit, um ein Angebot, sich mit seinen eigenen Positionen zu befassen, diese zu hinterfragen und weiterzuentwickeln: mit der Bereitschaft für konsequent durchgeführte dialogische Lernprozesse und „den Willen zum wirklichen und dauerhaften Veränderungsprozess".

Der vorliegende Text ist im Rahmen des Projektes „Screening von innovativen Ideen, Projekten und Initiativen im Bereich der Alter(n)shilfe auf der Grundlage eines Such-Indikatorensystems" entstanden, das das KDA mit Unterstützung des Deutschen Hilfswerks (DHW) realisiert hat.[2] Nicht als Forschungsprojekt, das wissenschaftliche Normen erfüllt, sondern im Sinne eines Projektes für Menschen im Feld der Praxis. Damit ist der Text mit dem Index zur sozialen Innovation zwar eng verbunden, wird aber auf Grund seiner Bedeutung, seiner Komplexität und Innovativität separat publiziert. Ein ebenfalls den Anspruch auf Innovation erfüllendes Beispiel ist das vom DHW geförderte KDA-Projekt „Wohnen 6.0"[3] als ein Ansatz, mehr demokratisch getroffene Entscheidungen in Einrichtungen mit umfassenden Versorgungsangeboten zu realisieren. Ziel ist, dass in allen Fragen, welche die Begleitung, Versorgung und Pflege von in der Regel älteren und hochaltrigen Menschen betreffen, diese Menschen selbst die Entscheidungen treffen – in welcher gemeinsamen Wohnform auch immer sie zusammenleben und arbeiten. Auch diese Impulse finden sich im vorliegenden Text.

Seit 60 Jahren arbeitet das KDA für Innovation in der Gestaltung würdevoller und selbstbestimmter Lebenswirklichkeiten: also dafür, dass Menschen auch mit zunehmendem Unterstützungs- und Pflegebedarf eine respektvolle Wertschätzung aus der Haltung der Achtung heraus erfahren, aktive, nicht nur passive Teilhabe leben können und darüber, wie, wo und mit wem sie leben wollen, selbst bestimmen können.

Diesen Grundgedanken spiegelt auch der vorliegende Text: soziale Innovationen in Tagespflegeeinrichtungen nicht als Neuverordnung eines standardisierten Pflege- und Betreuungsprogramm zu denken, sondern im Sin-

---

2 Für Informationen zum Projekt „Screening von innovativen Ideen, Projekten und Initiativen im Bereich der Alter(n)shilfe auf der Grundlage eines Such-Indikatorensystems" (2021-2022) siehe: https://kda.de/laufende-projekte/screening/, Zugriff am 27.06.2023.

3 Für Informationen zum Projekt „Wohnen 6.0 – Entwicklung und Erprobung eines zukunftsgerechten Konzeptes der Langzeitpflege" (2021-2024) siehe: https://kda.de/laufende-projekte/wohnen-6-0/, Zugriff am 27.02.2023.

ne einer ganzheitlichen Reform der Einrichtung hin zu „der Entwicklung einer neuen Kultur des Zusammenlebens".

Mainz/Berlin, Juni 2023
Ingeborg Germann
Kuratorin im KDA

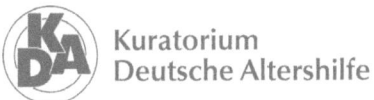

Geleitwort:
Soziale Räume mit Modellcharakter untersuchen

Dr. Dennis Bock

Im Stiftungs- und Förderwesen sowie in einer Vielzahl von Sozialunternehmen wächst das Bewusstsein für das Thema *Wirkung* und die Notwendigkeit zur Etablierung förderlicher Rahmenbedingungen, unter denen *soziale Innovationen* entstehen und begleitet werden können. Welche Wege aber geeignet sind, um gemeinwohlorientiert gesellschaftliche Transformation anzustoßen, muss dringend genauer untersucht werden.

Mit der Gründung des Deutschen Hilfswerks im Jahre 1967 hat der Stifter als Ziel und Auftrag festgeschrieben, „soziale zeitgemäße Maßnahmen" zu fördern, „insbesondere solche mit Modellcharakter". Um als Förderstiftung diesen Stifterwillen erfüllen zu können, ist insbesondere die historisch variable Größe der *Zeitgemäßheit* auf den Prüfstand zu stellen. Nur auf diese Weise können aktuelle Probleme und Bedarfe beschrieben, Innovationen erkannt werden.

In dem vom Kuratorium Deutsche Altershilfe konzipierten und ausgeführten, durch das Deutsche Hilfswerk von 2021 bis 2022 geförderten sowie durch einen Fachbeirat begleiteten Projekt „Screening von Innovationen der Altenhilfe auf Grundlage eines Such-Indikatorensystems" wurde ein Index für Innovativität entwickelt, der besonders geeignet ist, soziale Innovationen qualitativ zu bewerten. Auf Basis der Grund- und Menschenrechte sowie der aktuellen Sozialgesetzgebung installiert dieser Index objektive Kriterien für die Messbarkeit sozialer Innovationen.

Wie die vorliegende Arbeit zeigt, hat dieser Index das Potenzial, zu beschreiben und zu begründen, wie bestimmte Settings von Sozialräumen – hier am Beispiel der Tagespflege – aussehen müssen, um *sozial innovativ* und *zeitgemäß* den Bedarfen und Möglichkeiten aller, die an ihnen teilhaben, gerecht zu werden. Die Arbeit gibt Anregungen zur Gestaltung des sozialen Zusammenlebens innerhalb der Tagespflege und im Quartier, in der Stadt oder Gemeinde, deren Teil sie ist – und ist damit für all jene inte-

Geleitwort von Dr. Dennis Bock

ressant, die *soziale Innovationen* im nahen Umfeld des Wohnens andenken, fördern und umsetzen wollen.

Für das Deutsche Hilfswerk SdbR im August 2023
Dr. Dennis Bock

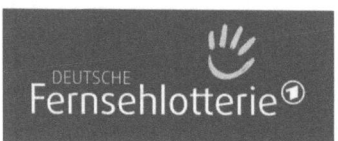

Inhaltsverzeichnis

Abbildungsverzeichnis 13

Einleitende Vorbemerkungen 15

1 Leitfragen 21

2 Innovationen für das Altern 27

3 Innovationen in der Tagespflege 37
   3.1 Innovationsbedarf 39
   3.2 Bedingungen innovativer Einrichtungen 50
   3.3 Innovationen durch Architektur und Design 63
   3.4 Innovationen durch Kunst und Kultur 76
   3.5 Innovationen durch Digitalisierung 85

4 Schlussbemerkungen 91

5 Literatur 93

Abbildungsverzeichnis

Abb. 1: Innovationsbedarf in der Tagespflege — 49

Abb. 2: Zielführende Prozesse sozial innovativer Einrichtungen — 59

Abb. 3: Gestaltgebende Haltungen sozial innovativer Einrichtungen — 60

Abb. 4: Beständigkeit sozialer Innovativität in Einrichtungen — 61

Abb. 5: Innovationen in der Tagespflege durch Architektur und Design — 75

Abb. 6: Innovationen in der Tagespflege durch Kunst und Kultur — 84

Abb. 7: Innovationen in der Tagespflege durch Digitalisierung — 90

Einleitende Vorbemerkungen

Frank Schulz-Nieswandt

Mit dem Begriff der Innovation treffen wir den Lebensnerv der modernen Gesellschaft, über die man jedoch nicht vollumfänglich angemessen diskutieren kann, wenn man nicht bereit ist, ihre kapitalistische Formbestimmtheit als Wesenskern zu berücksichtigen. Das Thema, wann denn eine Innovation innovativ ist, ordnet sich in diese paradigmatische Frage nach der Sichtweise aus einem bestimmten Erkenntnisinteresse heraus ein.

Innovation ist ein Mega-Thema des Diskurses über sozialen Wandel und als Denkform immer mit Blick auf Entwicklungen und Zukunftsthemen fixiert. Innovation ist kein Modethema. Innovation ist als Kategorie des Weltverhältnisses der Menschen konstitutiv für die Art des Wirtschaftens. Und es durchdringt als gouvernementales Dispositiv alle Lebensbereiche. Innovation ist die Triebkraft eines Systems, das sich – in seiner prometheischen Hybris – als permanente Schöpfung versteht. Das System verändert seine Ausdrucksgestalt auf einer immer mehr beschleunigten Art und Weise, bleibt aber im Wesenskern der Hegelschen Herr-Knecht-Dialektik (Kojève, 1975) als Interdependenz von Mensch und Ordnung, von Nachfrage und Angebot, von Wunschmaschine und Gottmaschine verhaftet. Die Lebensqualität in Warenform zu denken, ist selbst zur Denkform geworden.

Diese Turbo-Ökonomik – die nach den ökologischen Folgen im Anthropozän fragen lässt und nun im digitalen (Schulz-Nieswandt, 2019) Zeitalter im Übergang zur Künstlichen Intelligenz noch weitgehend unabsehbare Diskurse zur post- oder transhumanen Mutation aufwirft – erfasst nun zunehmend auch den Sozialsektor, der als sog. Dritter Sektor (Schulz-Nieswandt & Thimm, 2023a) ohnehin nie außerhalb des regulierten Marktwettbewerbs infolge der Trennung von Gewährleistung und Sicherstellung in der Sozialpolitik des sozialen Rechtsstaates, sondern mitten im Wirkfeld des Waltens der strukturellen Gewalt des kapitalistischen Geistes stand. Es geht – gefördert durch vielerlei institutioneller Subjekte des politischen Systems, die das Spiel des kollektiv geteilten Dispositivs ‚Wir müssen kreativ sein' fördern und antreiben – nicht nur um neue Projekte und neue Prozesse, neue Konzepte und neue Geschäftsmodelle, sondern immer darum, neue Märkte zu schaffen.

Nun wird man aber die Frage zu beantworten haben, was denn wirklich neu sei am Neuen, was vom Neuen bedürfen wir Menschen wirklich, was denn unbedingt notwendig sei, was wohl möglich überflüssig sei, was – letztendlich auf den Punkt gebracht – das Leben hin zu einem sog. guten Leben verbessern mag. Oder mögen Innovationen das Leben sogar schädigen oder gar gefährden?

Mit diesen Fragen sind wir bereits in der Mitte der Kontroverse (Schulz-Nieswandt/Chardey/Möbius, 2023). Wer hat mit welchen Gründen das Recht und sodann die guten Gründe, die hinreichenden, solche Fragen zu stellen und Antwortversuche zu generieren? Der Markt entscheidet doch als Demokratie der Märkte im Modus des Kauf- und Nutzungsverhaltens. Die Demokratie des Marktes ist der Mechanismus der Abstimmung durch den Konsum. Zwar mag die Einkommensverteilungsfrage ein Problem sein. Damit treten wir jedoch in die Machtsphäre der ‚meritokratischen' Logik der Leistungsgesellschaft ein. Wer arbeitet und leistet, kann sich sodann auch selbst etwas leisten. Ein unbedingtes Grundeinkommen gilt hier wohl als Verrat an dieser Logik der quasi-forensischen Leistungsgerechtigkeit.

Meist wird daher die Diskurs-bedürftige Frage ‚Wie nützlich ist das Nützliche?' ausgeklammert. Hierbei dienen Paternalismus-Vorwürfe der vorschnellen Beendigung der Diskussion. Doch ist dieser Vorwurf berechtigt? Demokratie bedeutet doch: Der Wille muss – im Diskurs kommunikativer Verständigung – gebildet werden? Wie sieht dieser deliberative Bildungsprozess aus? Welche Menschenbilder, welche Vorstellungen von einem guten Leben, welche Werte, auch in Bezug auf die grundrechtlichen Vorgaben des modernen Naturrechts des menschenrechtskonventionell verankerten Rechtsstaates (Schulz-Nieswandt, 2022), leiten diesen Diskurs, wenn es zutrifft, dass das Innovations-Dispositiv sich schon längst wie ein Pneuma in die Strukturschichtung (Schulz-Nieswandt, 2023a) von Geist, Seele und Körper der Menschen eingeschrieben hat?

Innovativität ist bereits zu einer zwanghaften Idee geworden, und modisches Design und kreatives Designing unserer Welt sind zu einem heiligen Paradigma des Weltverhältnisses der Menschen avanciert. Das Wort grenzt grundlegend orientierte kritische Nachfragen aus: Wer will denn nicht kreativ – also modern – sein? Wer will Technik-feindlicher Verweigerer einer besseren Welt sein? ‚Innovation for a better world!' Die – unterstellte – Verweigerung von Innovationen wäre sogar moralisch verwerflich, denn man verbaut mit Blick auf zukünftigen Generationen – und damit kommen wir auch in das Feld von Wissenschaft und Forschung hinein – die Wohlfahrtschancen der Zukunft. Freiheit bedeutet die Erweiterung der Welt als

Möglichkeitsräume. Individuell kann man sich ja – also sog. souveräner Konsument – entscheiden, ob man die Möglichkeiten wahrnimmt oder nicht.

Wann ist aber eine Innovation innovativ? Dies gilt ja neuerdings auch für das dynamische Feld der sozialen Innovationen. Diese Frage stellt sich ferner im Themenfeld der ‚Alter(n)shilfe' (Schulz-Nieswandt, 2021). Oftmals wird kritisch nachgefragt: Wie können soziale Innovation ein gelingendes Altern fördern und ermöglichen? Doch was ist das erst zu bestimmende Gelingen (Schulz-Nieswandt/Köstler/Mann, 2022) in der Norm des gelingenden Alterns? Und was sind die Kriterien für die Erwünschtheit eines spezifischen sozialen Wandels: für WEN, WIE, WANN, WO und WARUM?

Caroline Rehner hat vorliegend eine Analyse zur Innovativität von Tagespflegeeinrichtungen vorgelegt, die es erlaubt, solche sog. stambulanten Formen der Pflege nicht *a priori* positiv zu beurteilen, weil sie als hybride Gebilde im Zwischenraum von ambulanten Formen und stationären Settings überfällige, also lange schon eingeforderte Typen von Care-Arrangements darstellen. Wann sind die Einrichtungen wirklich innovativ? Sind sie eher quasi nur Verwahranstalten? Räume des Verrinnens von Zeit in Erlebniserfahrungsleere?

Diese kritische Nachfrage fokussiert auf die anthropologisch fundierte Leitbildidee, Pflege sei eine ganzheitlich, auf Körper, Seele und Geist abstellende, aktualgenetisch definierbare soziale Interaktionsarbeit, die Rehazentriert auf die Aktivierung (Maack, 2022) zur Förderung der Selbsthilfepotenziale des älteren und alten Menschen ziele. Was sind also in diesem Lichte die Alter(n)sbilder, die Habitusformationen des Personals, die realisierten Potenziale der Sozialraumöffnung, die humangerechten Architekturkonzepte, die aktivierenden pädagogischen Strukturierungskonzepte als Programmkonzeptionen usw.? Was sind denn die wichtigsten Faktoren zur Erklärung (und Rechtfertigung) der Qualitätsdefizite im *status quo* der Pflegewelt? Ist Alles nur u. a. eine Frage des Personalmangels (Schulz-Nieswandt, 2023b)?

Man wird sich die Dramatik des Themas verständlicher machen können, wenn man die Tagespflege aus der Perspektive einer daseinsanthropologisch fundierten Psychologie des personalen Erlebniserfahrungsgeschehens begreift. In der raumtheoretisch (Ernst, 2018; Illies, 2020) fundierten neueren Architekturtheorie haben sich phänomenologisch-hermeneutische Ansätze (Hahn, 2017; Hahn, 2022) herausgebildet, die nun nochmals besser verstehen lassen, was mit und in dem Menschen (als Einheit von Geist,

Seele und Körper) im Zuge seiner Responsität (Schulz-Nieswandt, 2023c) in und durch die Umwelten, in die er eingestellt ist, passiert (Hasse, 2016; Hasse, 2023), wenn er diesen Umwelten als Erfahrungserlebnisraum als Geschehensprozess ausgesetzt ist. Wann generiert sich in solchen Settings der Mensch-Umwelt-Interaktion ein epiphanes (Schulz-Nieswandt, 2023d; Schulz-Nieswandt, 2023e) Erleben von Licht, Farben, Musik (auch als Musik der Stille), damit – um mit Andreas Kruse (Kruse, 2023) an Rainer Maria Rilke anzuknüpfen – ein weiteres Werden der vulnerablen (Kruse, 2017) Persönlichkeit des alten Menschen in wachsenden Ringe angesichts seiner Fähigkeit zu schöpferischen Plastizität (Kruse, 2014) möglich wird.

Die Analyse hat in Bezug auf die relevante Daseinsthematik und auf die Zielgruppe im Lichte der problematisierungsbedürftigen Versorgungslandschaft der bundesdeutschen Pflegepolitik (Schulz-Nieswandt/Köstler/Mann, 2021a) ein hoch relevantes Thema zum Gegenstand. Und damit ist zugleich eine Besonderheit der vorliegenden Arbeit verbunden, die die Lektüre besonders spannend macht. Denn die Analyse der Tagespflege als dynamisches Entwicklungsfeld fragt nach der (Methode der Beurteilung der) ‚Innovativität der sozialen Innovationen': Wann, wie und warum/wieso (auch wo, und für wen) ist eine Innovation innovativ? Diese kritische Nachfrage wird exemplarisch am Feld der Tagespflege als Analyse durch Anwendung eines Index der Innovativität dergestalt entfaltet und durchgeführt, dass in der Folge sodann auch eine fachwissenschaftlich fundierte Urteilsfindung möglich wird.

Die methodische Grundlage dazu resultiert aus einem Entwicklungsprojekt des KDA, das infolge eines entsprechenden Projektantrages vom DHW der Deutschen Fernsehlotterie genehmigt wurde und in den Jahren 2021 und 2022 umgesetzt worden ist. Es wurde ein komplexer, mehrschichtiger und vieldimensionaler, Indikatoren-gestützter Index für Innovation bzw. als *Index Soziale Innovation für das Altern* entwickelt. Ein solcher Index für die Messung von Innovativität als Methode wird im Rahmen einer breiteren theoretischen und normativ-rechtlichen Herleitung in Form einer umfänglichen Darlegung und Erläuterung der gesamten Logik, Architektur, Funktionsweise und Nutzungsperspektive an anderer Stelle expliziert (Schulz-Nieswandt et al., 2023). Der *Index* wird nun augenblicklich in einem zweiten Projekt (2023-2024) bis hin zur praktischen Nutzbarkeit implementiert. Die vorgelegte Analyse von Frau Caroline Rehner ist eine Anwendung des methodischen Instrumentariums.

Nochmals zum aktuellen Kontext: Sozialrechtlich verankert ist das Thema von großer sozialpolitischer Bedeutung, bettet es sich doch ein in die Frage der Differenzierung der Leistungserstellungssettings im Bereich der Langzeitpflege (Schulz-Nieswandt & Thimm, 2023b) (vor allem im Alter) jenseits der überholten Dichotomie ‚ambulant vor stationär' (im § 3 SGB XI), wenn nach hybriden Formen gefragt wird. Insofern fügt sich das Projekt dieser Methodenentwicklung einerseits in das Werte- und Ziel-orientierte Leitbild der KDA-Arbeit, denn es geht um die Förderung einer selbständigen Selbstbestimmung im Modus der partizipativen Teilhabe im Alter im Kontext der Sozialraumentwicklung, ist aber als ‚Commoning' andererseits bedeutsam als zugängliches Gemeingut, da die Methode später in die öffentlich bedeutsame Nutzungspraxis und vielleicht auch in eine Veränderung der Sichtweisen und Denkwege und somit der Kultur der sozialen Praktiken eingehen werden kann.

Hier wird deutlich, dass die Methode zur Beurteilung der Innovativität von Innovationen auf einer Werte-orientierten Grundlage beruht. Diese Werte entsprechen dem Menschenbild und dem Leitbild des solidarischen und inkludierenden sozialen Miteinanders der Grundrechtskonventionen des UN-Völkerrechts, der Europäischen Grundrechtscharta, dem bundesdeutschen Grundgesetz, dem System der Sozialgesetzbücher und den WTG-Regimen der Bundesländer sowie den Zielen in weltweit anerkannten Programmen (der WHO, der UN etc.) zur Förderung von Lebensqualität.

Die außerordentliche Leistung der vorgelegten Arbeit besteht nun darin, dass der Index, der in einem mehrschichtigen bzw. mehrstufigen System von Bereichen, Dimensionen und Merkmalen zu Fragebatterien als Items der Indikatoren konkretisiert wurde, exemplarisch genutzt werden konnte, um einen kritischen Blick auf die Frage nach der Innovativität von Innovationen auch in der Tagespflege werfen zu können.

Aachen, Juni 2023.
Univ.-Prof. Dr. Frank Schulz-Nieswandt
Universität zu Köln; Kurator im KDA

1 Leitfragen

Die Grundzüge, wie wir die Gesellschaft gestalten wollen, in die hinein wir altern, haben wir seit 1948 auf Papier: Mit der Verkündung der *Allgemeinen Erklärung der Menschenrechte*, entstanden als Akt der Empörung über die barbarische Nichtanerkennung und Verachtung der Menschenrechte im Nationalsozialismus und im Zweiten Weltkrieg, wurden Leitlinien erschaffen, die universelle individuelle Rechte und solidarisches Miteinander als Grundbedingungen gelingenden Zusammenlebens in Gemeinschaft definieren. Die Werte der ‚Würde‘, der ‚Freiheit‘, ‚Gleichheit‘ und ‚Solidarität‘ ziehen sich weiter durch den EU-Grundrechtskatalog, sind in den Ewigkeitsartikeln des bundesdeutschen Grundgesetzes verankert und in den Sozialgesetzbüchern rechtlich angewandt: ‚Menschenwürdiges Altern‘ verlangt die Realisierung sozialer Gerechtigkeit im Sinne gleichberechtigter gesellschaftlicher ‚Teilhabe‘, ‚Selbstbestimmung‘ und ‚Selbständigkeit‘ sowie die Ermöglichung zur ‚freien Persönlichkeitsentfaltung‘, dabei individuelle Freiheit sowie gegenseitige Achtung und Anerkennung der Rechte und Freiheiten anderer vereinend (Art. 1/2 GG, § 1 SGB 1, Art. 29 AEMR).

Wir wissen also grundsätzlich, wie und in welcher Gesellschaft wir altern wollen – und wissen es eben doch nicht konkret. Denn wie genau gestaltet sich die Würde als lebensweltliche Erfahrung (siehe Bieri, 2020)? Wie entfaltet sich Persönlichkeit im Alltag? Wie funktioniert gesellschaftliche Teilhabe, was sind ihre Rahmenbedingungen, ihre Barrieren, ihre Möglichkeitsräume? Wie sieht inkludierender Raum aus? Wie funktioniert die Balance zwischen Freiheit und Sicherheit? Und jene zwischen Teilhabe und selbstbestimmtem Rückzug?

Wir können Bilder zu Rate ziehen. Mit dem Scharfsinn der Intuition, der Universalität ambivalenter Mehrdeutigkeit und in der Freiheit der Fiktion zeichnet die Kunst der Gegenwart ein tabuloses Bild des Alterns in der Gesellschaft. Jenseits kultureller Stereotype und Klischees zeigt sie, wie Altern aussieht und wie es sich im Einzelnen und Privaten und im sozialen Miteinander gestaltet. Filme wie Andreas Dresens *Wolke 9* (2008) über Liebe und Sex im Alter, Michael Hanekes *Liebe* (2012) über Krankheit und Ehe, Florian Zellers mehrfach oscarnominiertes Drama *The Father* (2020) über Familienbeziehung und Alzheimer oder Gaspar Noés *Vortex* (2021) über Ehe und Einsamkeit, Alzheimer und Tod zeigen das Altern

1 Leitfragen

in seinen schönen und dunklen Seiten, mit seiner Gebrechlichkeit und Stärke, Erfahrenheit und Angst, Zärtlichkeit und Einsamkeit, Sehnsucht und Verbitterung, im Alltäglichen, im Außerordentlichen. Die Kunst stellt dar, zieht in den Bann, schockiert, irritiert, überrascht, tröstet, fingiert. Sie kann Bewusstsein für Bedarfslagen und Bedürfnisse des Alterns schärfen, Ein- und Mitfühlen ermöglichen, Möglichkeitsräume malen und zum Nachdenken anregen, was wir uns für unser eigenes Altern und unsere alternden Mitmenschen wünschen.

Aber zwischen einer empathischen Aufnahme fiktionaler Erzählungen und der zupackenden Gestaltung der realen Umgebung klafft ebenso eine Lücke wie zwischen einer verbindlichen, aber theoretischen Anerkennung von Menschenrechten und ihrer lebensweltlichen Realisierung. Wenn doch diese Bilder im kulturellen Umlauf sind (zumindest kämpfen sie, durch kulturelle Institutionen medial verbreitet, immer vehementer gegen verbreitete Klischees und Stereotype an), wenn doch die universellen Werte und Rechte so lange bekannt und verankert sind – warum sieht dann die Realität des Alterns noch immer so anders aus? Gesellschaftlich herrschen ja noch immer Strukturen der ‚Demütigung', ‚Ausgrenzung', ‚Kränkung' und ‚Bevormundung' (Schulz-Nieswandt, 2021, S. 29) vor. Und in Tagespflegeeinrichtungen handeln wir nach wie vor mit veraltetem Pflegebewusstsein, das über ‚freie Persönlichkeitsentfaltung' und ‚Selbstbestimmung' der Gäste hinwegsieht. Wie lange noch muss die Literatur – wie beispielsweise Martin Suters Roman *Small World* (1997), Annie Ernaux' autobiographisches Werk *Je ne suis pas sortie de ma nuit* (auf Deutsch, in eigener Übersetzung: *Ich bin aus meiner Nacht nicht erwacht*) (1997), oder *Haus der Schildkröten* von Annette Pehnt (2006) – darauf hinweisen, was in der Gesellschaft und in Pflegeeinrichtungen schiefläuft, damit wir endlich grundlegend etwas verändern? Wollen wir nicht? Oder würden wir mehr wollen, wenn wir besser wüssten, wie?

Ein allgemeines Bewusstsein über die gesellschaftliche Relevanz des Themas ist vorhanden und wird nicht abflauen: Laut *Zukunftsinstitut* gehört das Altern (Schlagwort: ‚Silver Society' [,Silbergesellschaft']) zu den ‚Megatrends' der kommenden Jahrzehnte und prägt damit maßgeblich den wirtschaftlichen und gesellschaftlichen Wandel.[4] Darunter florieren ‚Subtrends' wie Post-Demografie, präventive Gesundheit, lebenslanges Lernen, oder die Veränderung kultureller Alter(n)sbilder. Auf die Art und Weise ihrer

---

4 Siehe: https://www.h-brs.de/de/isi/bmbf-forschungsprojekt-soziale-innovationen-deutschland, Zugriff am 01.05.2023.

konkreten Gestaltung und Umsetzung kommt es an, ob sie letztendlich als bloße rhetorische Floskeln im Sand verlaufen (und damit im modischen Sinne des Begriffs als ‚Trend' kommen und gehen) – oder aber (im Sinne echter ‚Mega-Themen') Entwicklung anstoßen und unsere Zukunft nachhaltig prägen. Und hier kommt ein weiteres, wenn man so will, Mega-Thema mit ins Spiel: ‚Soziale Innovationen' sind gefragt, um Lösungen für die Herausforderungen der ‚alternden Gesellschaft' zu finden. Zeichnet sich unter diesem Stichwort ein Paradigmenwechsel ab?

In den letzten beiden Jahrzehnten hat sich in der gesellschaftlichen und wissenschaftlichen Debatte der Fokus von technischen Innovationen mehr hin zu den sogenannten ‚sozialen Innovationen' verschoben (Wloka & Terstriep, 2020, S.2). Ein vom Bundesministerium für Bildung und Forschung (BMBF) gefördertes Grundlagen-Forschungsprojekt zu sozialen Innovationen in Deutschland fordert im Jahr 2014 dazu auf, die Bedeutung sozialer Innovationen für die Gesellschaft stärker anzuerkennen und diese auf allen Ebenen der Politik, Wirtschaft, Wissenschaft und Zivilgesellschaft stärker voranzutreiben sowie geeignete Instrumente zu deren Förderung zu schaffen (Howaldt et al., 2014, S.4). Hervorgehoben wird das Potenzial sozialer Innovationen zur Lösung komplexer gesellschaftlicher Probleme durch „neue Denkweisen" und „veränderte Praktiken" und damit zur gesellschaftlichen Entwicklung (Howaldt et al., 2014, S.2). So sieht die Bundesregierung die zielgerichtete Förderung sozialer Innovationen als „wesentliche[n] Teil der Zukunftsvorsorge für Deutschland" (BMBF, 2021, Präambel) an.

Aber wird unsere Gesellschaft durch ‚soziale Innovationen' wirklich ‚sozialer'? Oder bleibt die soziale Mission vermeintlich innovativer Projekte ein leeres, aber strategisch nützliches Schlagwort, das das eigene Image boostert und ohne wirklichen Gehalt unreflektierte Investoren- und Fördergelder einkassiert? Nicht alle sogenannten ‚sozialen Innovationen' sind im Sinne gemeinschaftlicher Werte wirklich *gut*, im Sinne der Wirksamkeit *zielführend* und *nachhaltig* oder gar im Sinne der intrinsischen Motivation *echt* und nicht nur Makulatur. So kann etwa ein Roboter, der sozialkommunikative und aktivierende Aufgaben von Mitarbeiter:innen in Pflegeeinrichtungen übernehmen soll, echte, lebendige Zuwendung, die doch empathisches Zuhören, Mitschwingen und Verständnis, auch Humor und geistreichen Funken braucht, nicht ersetzen. Da hilft auch kein integriertes „Happiness Hero-Paket".[5] Digitale Technologie kann durchaus sozial innovativ wirken – wird Robotik aber als Ersatz für sozialkommunikative Handlungen missbraucht, stellt sie keine wirklich innovative Transformation sozialen Miteinanders dar, sondern muss eher als technokratisches Symptom einer sozialen Schieflage betrachtet werden. ‚Social Happiness' lässt sich nicht programmieren – und kann, weil sich Spaß, geschweige denn Glück ja weder erzwingen noch pauschal erzeugen lassen, auch gar nicht das Ziel sozialer Innovationen sein.

Aber wonach sucht man dann, wenn man geeignete soziale Innovationen für das Altern finden und entwickeln möchte? Die Beratungspraxis (nicht nur) des KDA zeigt und belegt, dass unter Förderinstitutionen und verantwortlichen Akteur:innen im Kontext der Alternshilfe (Nachbarschaftshilfe, Kommunen, kleine soziale Startups, Freie Wohlfahrtspflege, Einrichtungen etc.) oftmals noch Unsicherheit darüber besteht, welche Innovationen wirksam zur Verbesserung der Lebensbedingungen alternder Menschen beitragen können. Eine differenzierte Beschäftigung mit der Frage, *was genau* eigentlich gefördert und entwickelt werden soll, wird im Diskurs über soziale Innovativität meist unterschätzt.

Vielleicht wird dieser Frage nicht genügend Bedeutung beigemessen, weil man vermeintlich intuitiv eine Antwort darauf zu haben glaubt. Wenn man aber die abstrakten Begriffe ‚Würde', ‚Selbstbestimmung', ‚Teilhabe' und ‚Selbstständigkeit' nur als leere Schlagworte gebraucht und in Förderprosa einflicht, ohne sich intensiv mit ihrer komplexen und hoch ambivalenten Bedeutungssemantik auseinanderzusetzen, ist man noch nicht am Kern der Sache. Wer echte von vemeintlichen Innovationen unterscheiden möchte, um sozial innovative Projekte zu fördern und zu entwickeln, muss hier nachbohren und hinterfragen. Um die Art und Weise, wie diese Werte in der Praxis gelebt, in welcher Gestalt sie wirklich umgesetzt werden, geht es. Erst aus dem Handeln heraus ergeben sich jene wesentlichen Fragen, die vermeintlich selbstverständliche Leitlinien in ihrer ganzen lebensweltlichen Komplexität sichtbar machen: Wie weit und bis zu welchen Umständen ist Selbstbestimmung im sozialen Gefüge möglich und wie geht man damit um, wenn man an Grenzen stößt? Wieviel soziale Teilhabe wird überhaupt gewünscht? Wie viel individuelle Freiheit ist möglich, wenn dabei auch die eigene Sicherheit und zugleich die Freiheit und Sicherheit der anderen gewährt werden muss? Wie geht man mit kulturellen Wertekonflikten um? Ist, was für den:die eine:n gut ist, auch für den:die andere:n gut? Und wie kann man bei all dieser Ambivalenz dann überhaupt ‚soziale Innovativität' festmachen?

---

5 https://humanizing.com/de/pepper-happiness-hero-package-de/, Zugriff am 01.05.2023.

Woran kann sich also eine Tagespflegeeinrichtung orientieren, die sozial innovative Projekte (mit-)entwickeln und umsetzen möchte, die selbst sozial innovativ sein und die Zukunft des Alterns mitgestalten möchte?

2 Innovationen für das Altern

In den Jahren 2021 bis 2022 wurde am Kuratorium Deutsche Altershilfe ein aus Mitteln der Deutschen Fernsehlotterie gefördertes Projekt zum Screening sozial innovativer Projekte im Kontext der Alternshilfe durchgeführt.[6] Hier wurde erstmals ein Indikatorensystem entwickelt, das als Instrument zur Einschätzung der Innovativität sozialer Projekte für mehr ‚Teilhabe‘, ‚Selbstständigkeit‘ und ‚Selbstbestimmung‘ im Alter(n) in verschiedensten Bereichen der Gesellschaft dient. Dabei wurden jene normativ-rechtlichen Begriffe auf die lebensweltliche Praxis hin operationalisiert. Der *Index Soziale Innovation für das Altern* zeigt lebensweltliche Zielvorstellungen im Hinblick auf jene normativ-rechtlichen Werte an, beschreibt Wege, wie, in welcher Haltung und mit welchen Methoden diese zu erreichen sind und bietet entwicklungsorientierte Fragen zur Selbst- und Fremdeinschätzung von Projekten. Er unterscheidet sich von anderen Indikatorenmodellen, die auf gesellschaftliche Rahmenbedingungen für Innovationen oder Ex-Post-Wirkungsmessung, regionale Kapazitätsanalysen oder rein organisationale Innovativität fokussieren, indem er wertebasiert die Eignung und potenzielle Wirksamkeit der *Ziele* und der prozessualen *Umsetzungspraxis* sozial innovativer Projekte einschätzt – und damit, wenn man so will, potenziell ‚echte‘ gegenüber ‚vermeintlichen‘ Innovationen zu erkennen gibt.

Dem *Index Soziale Innovation für das Altern* als Einschätzungs-Instrument liegt eine Untersuchung von über 200 sozialen Projekten und sozialen Startups zugrunde. Die Projekte wurden systematisch analysiert, um Kennzeichen für soziale Innovativität herauszufiltern: Wissenschaftliches Wissen, praktisches Handlungswissen, Kontextwissen, Organisationswissen und Erfahrungswissen, die sich aus den untersuchten Projekten ableiten ließen, ergaben ein komplexes Gedankenmodell, das sich in Form von Indikatoren auf die erarbeiteten Zielvorstellungen der ‚Teilhabe‘, ‚Selbstbestimmung‘ und ‚Selbstständigkeit‘ operationalisieren ließ. Mit circa 60 Indikatoren und circa 300 Items (Orientierungsfragen zur Einschätzung von Innovativität, die zur Reflexion und zum Austausch anregen) kann ein einzelnes Projekt über ein systematisiertes Verfahren ausgewertet und

---

6 Siehe: https://kda.de/laufende-projekte/screening/, Zugriff am 02.05.2023.

hinsichtlich seines Innovativitätsgrades eingeschätzt werden. Bei Bedarf kann das Projekt durch weitere Indikatoren und Items im Rahmen dreier Schwerpunktthemen – ‚Digitalisierung', ‚Kunst und Kultur' sowie ‚Architektur und Design' – noch spezifischer geprüft werden. Wer sich über den *Index Soziale Innovation für das Altern* näher informieren will, findet in der Publikation *Innovationen in der Sozialpolitik des Alterns* (Schulz-Nieswandt et al., 2023) eine vollständige Liste der Indikatoren und Itemfragen sowie Erläuterungen zum thematischen Spektrum und zum Auswertungsverfahren. Außerdem werden derzeit im Rahmen des aus Mitteln der Deutschen Fernsehlotterie geförderten Projekts „Portal für soziale Innovationen in der Alternshilfe" am KDA eine Lern- und Kommunikationsplattform rund um den *Index Soziale Innovation für das Altern* sowie vertiefende interaktive Beratungsangebote entwickelt.[7]

Mit dem Index können Projekte aus unterschiedlichsten Handlungsfeldern im Kontext der Alternshilfe analysiert werden – sowohl sehr spezielle Projekte, die beispielsweise digitale Tools für die Pflege entwickeln, als auch weiträumige Projekte, wie etwa die Entwicklung eines Quartiers, oder Institutionen wie eine Tagespflegeeinrichtung. Er kann sowohl Projektfördernden in Stiftungen, Verbänden und Organisationen oder bei Förderprogrammen auf Ebene der Kommunen, der Länder oder des Bundes als auch Investor:innen und Geldgeber:innen gemeinwohlorientierter Unternehmen und Startups, die auf sozialen *Impact* setzen, dazu dienen, die Innovativität potenzieller Förderprojekte einzuschätzen oder eigene Förder- und Auswahlkriterien weiterzuentwickeln. Andererseits kann er soziale Projekte und Einrichtungen, die selbst innovative Projekte umsetzen, dabei unterstützen, sich selbst einzuschätzen und Leitlinien und Ideen für die eigene Weiterentwicklung zu bekommen. Damit ist dieser Index auch ein geeignetes Instrument zur qualitativen Einschätzung einer Tagespflegeeinrichtung oder zur analytischen Planung und Umsetzung innovativer Projekte im Bereich der Tagespflege als eines von vielen Entwicklungsfeldern in der Alternshilfe. Das heißt aber nicht, dass eine Analyse innovativer Potenziale in der Tagespflege allein für Tagespflege-Akteur:innen im engeren Kontext der Institutionen interessant sein kann. Das hängt mit dem hier vertretenen Verständnis von ‚Alternshilfe' – und der Verortung der Tagespflege darin – zusammen:

---

[7] Siehe: https://kda.de/laufende-projekte/posia/, Zugriff am 02.05.2023.

Zur ‚Alternshilfe' wird hier keineswegs allein die etablierte Regelversorgung gezählt – wie sie häufig als erstes mit dem Begriff assoziiert wird – sondern in den Blick genommen werden, subsidiär und sektorenübergreifend, Projekte und Maßnahmen zu verschiedene Daseinsthemen im erweiterten Gesellschaftsgefüge. Ein gutes Bild für die verschiedenen Facetten und Bedarfe des Alterns in Gesellschaft liefert das *Age-Friendly Cities Framework* der WHO.[8] Anhand acht ineinandergreifender Themenbereiche – Gesundheit und Pflege, Mobilität, Wohnen, soziale Teilhabe, öffentlicher Raum, Respekt und soziale Inklusion, zivile Teilhabe, Kommunikation und Information – wird dort ein differenziertes und zugleich kompakt übersichtliches Mosaik städtischen Daseins gezeigt, das in allererster Linie sichtbar macht, wie diese einzelnen Bereiche einander überlappen und ineinandergreifen. Nur als Ganzes – in paralleler Entwicklung oder in Zusammenarbeit – können sie gesellschaftliche Teilhabe und Lebensqualität alternder Menschen umfassend ermöglichen. Dementsprechend nimmt auch der *Index Soziale Innovation für das Altern* transsektorale und transprofessionelle Handlungsfelder für soziale Innovationen in den Blick, fordert Strukturen und Netzwerke, die in der Wirkung möglichst vielschichtig und ganzheitlich das Wohlergehen und die Teilhabe, Selbstbestimmung und Selbstständigkeit alternder Menschen bis ins hohe Alter und auch bei erhöhter Vulnerabilität, wie im Falle der Pflegebedürftigkeit, sicherstellen. ‚Alternshilfe' gelingt durch gut gesteuertes Zusammenwirken von Staat und Zivilgesellschaft auf verschiedenen gesellschaftlichen Ebenen (in der unmittelbaren Lebenswelt der sozialen Interaktionen, in Organisationen und Institutionen, in Stadtteilen oder Kommunen, oder auf der Ebene gesellschaftlicher Strukturen und Funktionssysteme) in und zwischen den Sektoren (*Welfare-Mix*).

In dieses Mosaik des Da- und Mit-Seins im Altern fügt sich die gesellschaftliche Rolle der Tagespflege ein. Sie ist Teil eines Zusammenspiels verschiedenster Sektoren, die allesamt auf die Lebensqualität eines einzelnen Gastes einwirken. Sie ist mit den Sektoren des Wohnens und der Mobilität verknüpft, grenzt an den öffentlichen Raum, beteiligt sich an Fragen gesamtgesellschaftlicher (nicht nur einrichtungsspezifischer) Inklusion und ist im Sinne ‚planetarischer Gesundheit' (Grützmacher, 2021) Teil des Ökosystems. Sie ist also Teil eines übergeordneten Sozialraums (das heißt eines geographischen Raumes ebenso wie eines geographisch unabhängigen, ak-

---

8 https://extranet.who.int/agefriendlyworld/age-friendly-cities-framework/, Zugriff am 02.05.2023.

teursbezogenen Netzwerks) – eines Makrokosmos. Zugleich – hier stülpt sich die Perspektive um – öffnet sie sich selbst für den sie umgebenden Raum und ist als ganzheitlicher Mikrokosmos gesellschaftlicher Haltungen, Strukturen und Praktiken durch ihn geprägt. Soziale Innovationen in der Tagespflege abbilden zu wollen, ohne dabei gesamtgesellschaftliche Innovationen in den Blick zu nehmen, wäre daher zu verengt. Soziale Innovationen wirken sich aus der Tagespflege heraus auf die Gesellschaft aus oder wirken umgekehrt über die Gesellschaft in die Tagespflege hinein. Jene gegenseitige Durchdringung von Einrichtung und sozialer und ökologischer Umgebung kann durch gezielte Vernetzung von internen und externen Akteur:innen erzeugt werden. Durch ein solches Zusammenspiel entstehen erweiterte Sozialräume mit vielfältigen Handlungsspielräumen und inkludierenden sozialen Praktiken. Dies kann zu systemischem Wandel führen. Eine Analyse innovativer Potenziale der Tagespflege ist also nicht nur für Projektverantwortliche in Einrichtungen interessant, sondern beispielsweise auch für Akteur:innen in der Quartiersentwicklung, im Umweltschutz, *Diversity*-Aktivist:innen und viele mehr.

Die Leitfrage war: Woran kann sich eine Tagespflegeeinrichtung orientieren, die sozial innovativ sein möchte? Das muss der erste Schritt sein: Über die vier Wände der eigenen Institution hinaus den Blick auf umgebende und verknüpfte Sozialräume und gesamtgesellschaftliche Entwicklung richten – und die eigene Rolle als Mitgestalterin und Vermittlerin zur Teilhabe definieren. Alle weiteren Aspekte leiten sich daraus ab.

Anforderungsfelder für soziale Innovationen ergeben sich durch einen Vergleich dessen, was im gemeinschaftlichen Zusammenleben idealerweise sein *Soll* und einer selbstkritischen Bestandsaufnahme dessen, was in einem bestimmten Feld wirklich *Ist*. In der hier vorliegenden Untersuchung wird der *Index Soziale Innovation für das Altern* wie eine Schablone über das Entwicklungsfeld Tagespflege gelegt, um hier eine *Soll-Ist*-Differenz ersichtlich zu machen. Dies ist möglich, weil der Index perspektivisch nicht etwa auf gesellschaftliche Probleme – und Problemlösestrategien – ausgerichtet ist (wenngleich diese implizit in ihm enthalten sind), sondern ideale Zielvorstellungen vor Augen führt, die es mittels innovativer Strategien zu erreichen gilt. Auf dieser Basis werden dann handlungsleitend Anforderungen an sozial innovative Tagespflegeeinrichtungen herausgearbeitet. Es werden zielführende Ansätze aus den Schwerpunktbereichen ‚Digitalisierung', ‚Kunst und Kultur' sowie ‚Architektur und Design' angedacht.

Um die Leitlinien, die diese kritische Betrachtung prägen, transparent zu machen, soll hier zuvor kurz auf die Theorien und Ansätze, die den *Index Soziale Innovation für das Altern* selbst, seine Wirkweise, konstituieren, eingegangen werden. Wer den Index als Instrument zur Einschätzung von Innovativität nutzt, muss wissen, an welchen Leitlinien sich dieser selbst ausrichtet, wenn er Innovativität ermisst. Die hier umrissenen Aspekte finden sich vertiefend in der Publikation *Innovationen in der Sozialpolitik des Alterns* (Schulz-Nieswandt et al., 2023) wieder.

Innovationsverständnis: Ganz allgemein zielen *soziale* Innovationen – in Abgrenzung zu technischen oder wirtschaftlichen Innovationen – auf eine Veränderung sozialer Praktiken und des sozialen Miteinanders ab. Sie können Wert-neutral und rein deskriptiv als Veränderung sozialer Praktiken durch die Entstehung neuer Handlungsroutinen und gemeinsamer Abläufe im Hinblick auf gesellschaftliche Problemlösungsstrategien betrachtet werden (Müller & Kopf, 2015, S. 10). Mit der erkenntniskritischen Frage „*Wann ist eine soziale Innovation innovativ?*" (Schulz-Nieswandt, 2021) ging im KDA-Projekt aber eine definitorische Grundentscheidung einher: Nicht jede Veränderung sozialer Praktiken, die im sozialen Gefüge als akute gesellschaftliche Problemlösestrategie ‚neu' und ‚anders' ist, soll als ‚sozial innovativ' in Betracht gezogen werden – sondern nur jene transformativen Prozesse, die bedarfsorientiert das Ziel verfolgen, *gutes und gerechtes Zusammenleben* zu gestalten und diese Grundhaltung auch in ihre eigenen Umsetzungsprozesse implementieren. Damit liegt dem *Index Soziale Innovation für das Altern* ein normatives Verständnis sozialer Innovationen zugrunde (Müller & Kopf, 2015, S. 10). *Gutes und gerechtes Zusammenleben* wird in verschiedenen normativen Ansätzen auf die Erfüllung von Bedürfnissen (zum Beispiel Möglichkeiten zum Ausleben geistiger und schöpferischer Aktivitäten) und/oder gesellschaftlicher Werte (zum Beispiel Grund- und Menschenrechte) bezogen (Müller & Kopf, 2015, S. 10f.). Wir suchen nach *gemeinwohlorientierten* und *grundwertebezogenen* sozialen Innovationen. ‚Gemeinwohl' betrachten wir hinsichtlich unseres Themenfeldes des *gelingenden Alterns in Gemeinschaft*.

Eine weitere definitorische Grundentscheidung betrifft die Umsetzung und Wirkweise sozialer Innovationen: Nicht *inkrementelle* Innovationen, die nur eine schrittweise Weiterentwicklung bestehender Strukturen anstreben, sollen gesucht werden, sondern reformerisch transgressive *Sprunginnovationen*, die eine *tiefgreifende Reform des sozialen Miteinanders* im Sinne des Gemeinwohls anstreben. Soziale Innovationen werden somit nicht als eine Art Upgrade zu bereits hinreichend funktionierenden sozialen Praktiken verstanden, sondern als *Realisierung substanzieller Grundbedarfe und -rechte* alternder Menschen. Diejenigen sozialen Innovationen, nach denen der *Index Soziale Innovation für das Altern* sucht, sind also keine Luxusprogramme für eine elitäre Gruppe von Akteur:innen, die etwa mehr Geld, Zeit und/oder Muße zur Umsetzung hätten – sondern es geht um existenzielle Basics, um ein gesellschaftliches Muss.

Das heißt aber nicht, dass der Index nur ‚innovativ' und ‚nicht innovativ' – weiß oder schwarz – unterscheidet. Nicht im Hinblick auf die Wirkweise der Innovationen, aber im Hinblick auf die prozessuale Entwicklung eines Projekts oder einer Einrichtung wird Innovativität durchaus als *graduelles Charakteristikum* verstanden. Sie kann stärker und schwächer ausgeprägt sein, durch Lernprozesse intensiviert oder ganz neu angeeignet werden. Es müssen aber bestimmte Bedingungen für Innovativität geschaffen werden, die der Index formuliert.

Grund- und menschenrechtliche Leitlinien: Zur normativen Bewertung von Innovativität werden allgemein anerkannte Grund- und Menschenrechte herangezogen, alle voran die ‚Menschenwürde' und ihre weiteren Konkretisierungen in den Menschenrechtsabkommen, den Grundverträgen und Sozialrechten der Europäischen Union sowie den Ewigkeitsartikeln des Grundgesetzes und der Sozialgesetzbücher. Vielleicht überrascht dieser Ansatz, weil man diese Leitlinien für vermeintlich selbstverständlich hält. Aber was lange schon auf dem Papier steht und im Diskurs über und über zitiert wird, ist noch lange keine Selbstverständlichkeit in der lebensweltlichen Praxis. Prüft man diese Grundrechte im Hinblick auf die Lebenswelt alternder Menschen, dann wir schnell klar, dass das Recht auf ein menschenwürdiges Dasein in ‚Teilhabe', ‚Selbstbestimmung' und ‚Selbstständigkeit' sektorenübergreifend in den verschiedensten Bereichen des Daseins (Wohnen, Mobilität, Gesundheit und Pflege, Bildung, soziale Teilhabe, etc.) nicht hinreichend oder gar nicht gewährleistet ist. Nach wie vor herrschen Strukturen der ‚Demütigung', der ‚Ausgrenzung', ‚Kränkung' oder ‚Bevormundung' vor. Der *Index Soziale Innovation für das Altern* zeigt also an, wie soziale Innovationen sowohl in ihren Zielen als auch in ihrer Praxis potenziell zur gesellschaftlichen Verwirklichung der ethischen und normativen Grundsätze, die unsere gesellschaftliche Ordnung legitimieren, führen.

Offizielle Zielvorgaben: Auf dieses abstrakte rechtliche Soll auf UN-, EU- und Bundesebene beziehen sich eine Reihe von offiziellen Zielsetzungen und übertragen diese konkreter auf die Umgestaltung der Lebenswelt. Diese öffentlichen, nicht-legislativen Zielvorstellungen haben keinen verbindlichen, sondern nur erläuternden Charakter. Sie geben Hinweise, wie eine Umgestaltung der Lebenswelt hinsichtlich der abstrakten normativen Vorgaben aussehen kann. Dazu gehören die *Sustainable Development Goals* (SDG), Schlüsselprinzipien der UN-SDG *Stakeholdergroup on ageing*, der *Quality of Life Index* (WHOQOL) der WHO und dessen alter(n)sspezifische Ergänzung WHOQOL-OLD, oder der Leitfaden *Global Age-friendly Cities Guide* des WHO-Netzwerkes *Age-Friendly Cities and Communities* (AFC). Der *Index* dockt frei an diese und weitere offiziellen Vorgaben an und behält sich vor, darüber hinauszudenken.

Sozialanthropologische Grundlagen: Die in den Grund- und Menschenrechten unveräußerlich festgeschriebenen und durch öffentliche Zielsetzungen konkretisierten Werte reflektieren grundlegende Bedingungen des Mensch-Seins in einer humangerechten Gesellschaft. Dem *Index Soziale Innovation für das Altern* liegt die sozialanthropologische Perspektive eines *personalistischen Menschenbildes*, das die Angewiesenheit des Menschen auf seine Mitmenschen deutlich macht, zugrunde. Mensch-Sein wird in diesem (auch grundrechtlich verankerten) Verständnis nicht auf Individualismus reduziert, sondern der Mensch wird als ein in hohem Maße soziales und transaktionales Wesen begriffen. Er braucht Gemeinschaft zur gelungenen Existenzbewältigung, um Fähigkeiten zu entwickeln und seine Persönlichkeit zu entfalten. Die Gestalt und die Qualität des Miteinanders ist daher für ein gelingendes Dasein von zentraler Bedeutung. Für eine innovative Alternshilfe leitet sich daraus ab, dass die zu entwickelnden Konzepte den Menschen immer als Gemeinschaftswesen betrachten müssen, dessen sozialen Bedarfe ebenso wichtig zu werten sind wie seine individuell körperlichen und psychischen. Innovationen dürfen sich daher nicht nur auf individuelle und häufig materiell gedachte Wohlfahrt beschränken, sondern müssen in erster Linie auf zwischenmenschliche Praktiken abzielen. Gelingendes Altern muss als gesamtgesellschaftliche Herausforderung betrachtet werden und erfordert tiefgreifenden *Kulturwandel*: zur Förderung zwischenmenschlicher Solidarität und Achtsamkeit sowie zur Entwicklung entsprechender Gemeinschaftsformen.

2 Innovationen für das Altern

Herausforderungen des 21. Jahrhunderts: Demographischer Wandel, soziale Folgen von Ungleichheit, Globalisierung, Klimawandel, politische Unruhen: Die großen gesamtgesellschaftlichen Entwicklungslinien unserer Zeit charakterisieren auch aktuelle Herausforderungen des Alterns und drohen, gesellschaftlichen Handlungsspielraum einzuschränken. Wird Innovationsgeschehen in der Alternshilfe, wiederum, als Teil eines gesamtgesellschaftlichen Transformationsgeschehens betrachtet, dann muss auch die Alternshilfe vorausschauend auf diese Herausforderungen reagieren und soziale Gerechtigkeit, Gleichheit der Lebenschancen oder ‚planetarische Gesundheit' auch mit Blick auf zukünftige Generationen anstreben – ganz nach dem UN-Slogan „Peace, dignity and equality on a healthy planet".

Basierend auf diesen Leitlinien nimmt der *Index Soziale Innovation für das Altern* zentrale Handlungsfelder in den Blick, die das Alter(n) betreffen. Mit den Zielvorstellungen der ‚Menschenwürde', ‚Teilhabe', ‚Selbstständigkeit' und ‚Selbstbestimmung' führt er vor Augen, wie das Alter(n) idealerweise aussehen muss, um diese normativ-rechtlichen Werte zu erfüllen, und welche innovativen Maßnahmen Projekte und Institutionen ergreifen müssen, um dorthin zu gelangen. Über mehrere Ebenen konkretisiert er die abstrakten Zielvorstellungen zu Maßnahmen, die Projekte umsetzen können und die von innovativen Projekten auch erwartet werden. Je mehr dieser Maßnahmen ein Projekt umsetzt, desto innovativer ist es.

Dabei nimmt der Index zwei zentrale Betrachtungsweisen ein: Er zeigt einerseits an, welche Ziele Projekte auf gesellschaftlicher Ebene verfolgen und welche Maßnahmen sie dafür ergreifen (die soziale Mission), und er nimmt gesondert in den Blick, wie Projekte intern umgesetzt werden, damit sie innovativ wirken können und in ihren eigenen Strukturen und Praktiken den von ihnen vertretenen sozialen Werten gerecht werden (was in der Wirkung gar nicht trennbar von der sozialen Mission selbst ist, beziehungsweise diese bedingt, aber für den Index eine andere Analysekategorie darstellt).

Unter dem Blickwinkel der sozialen Mission zeigt der Index drei zentrale Handlungsfelder an: die Förderung von *Empathie und Verständnis* zwischen den Generationen – wozu die Umgestaltung kultureller *Altersbilder* sowie das Anregen von *Perspektivwechsel* zählen –, die Förderung gesellschaftlicher und sozialer *Teilhabe* alternder Menschen – darunter die Stärkung gesellschaftlichen *Zusammenhalts* und die Förderung von *Inklusion* –, sowie *Aktivierung* und *Empowerment* alternder Menschen, wofür *anregende Umwelten* gestaltet und intrinsische *Selbstwirksamkeit* gefördert werden müssen. Es werden also Handlungsfelder in den Blick genommen, die, mit unterschiedlichen Schwerpunkten, auf kultureller, struktureller und personaler Sphäre wirken und sich gegenseitig bedingen.

Mit Blick auf die Umsetzungspraxis von Projekten fächert der Index abermals drei Felder auf: Er zeigt an, wie Projekte eine *engagierte Haltung* im Hinblick auf gemeinsame *Werte* und auf die *Arbeitsweise* umsetzen, wie sie *prozessorientiert* agieren und dafür eine *Lernkultur* bilden und *agile Abläufe* umsetzen, und wie sie nachhaltig *verstetigt* werden können, indem sie in den Sozialraum *diffundieren* und ihr Erfahrungswissen als Kollektivgut zur Verfügung stellen, also *Multiplizierbarkeit* ermöglichen. Damit nimmt der Index habituelle, organisationale und temporale Aspekte der Umsetzung in den Blick und zeigt auf, wie Projekte ihre soziale Mission potenziell wirksam und nachhaltig realisieren können.

Sowohl mit Blick auf die soziale Mission als auch die Umsetzungspraxis von Projekten liegt das Augenmerk des Index nicht auf Ex-Post-Wirkungsmessung, sondern auf der Absteckung eines innovativen Potenzials, mit dem Projekte auch in frühen Stadien, zum Beispiel in der Planungs- und Entwicklungsphase, oder zu Beginn von Weiterentwicklungsprozessen, ausgewertet und analysiert werden können.

So kann der *Index Soziale Innovation für das Altern* genutzt werden, um innovative Projekte für die Tagespflege zu planen, zu entwickeln und weiterzuentwickeln, um das innovative Potenzial neuer und sich weiterentwickelnder Projekte für die Tagespflege einzuschätzen, um eine Einrichtung und die mit ihr verknüpften Sozialräume von Grund auf sozial innovativ zu gestalten. All die oben genannten Themenfelder fließen dabei in die Analyse eines Projekts oder einer Einrichtung ein. Es geht um soziale Innovationen zur Anregung eines komplexen, wertebasierten Kulturwandels in der Tagespflege zur Mitgestaltung der Zukunft des Alterns.

Der folgenden Analyse zum Innovationspotenzial und -bedarf der Tagespflege liegt das Themenspektrum dieses Index vollständig zugrunde und wird zur Anwendung gebracht, auch wenn die Indikatoren nicht einzeln und systematisch zitiert werden.

3 Innovationen in der Tagespflege

Als hybride, ‚stambulante' Form – mit der, so die Hoffnung, die Vorzüge ‚ambulanter' und ‚stationärer' Einrichtungssettings vereint und deren jeweiligen Nachteile kompensiert werden könnten – birgt die Tagespflege als Institution im Bereich der Langzeitpflegesettings viel Potenzial. Mit Einführung der Pflegeversicherung 1995 galt sie selbst als große Innovation in der Gesundheitsversorgung, stellte sie doch in Aussicht, jene Versorgungslücke zwischen ambulanter und stationärer Pflege zu schließen, pflegende Angehörige zu entlasten, selbstbestimmtes Leben im eigenen Umfeld zu verlängern und hohe Flexibilität bei der Inanspruchnahme von Betreuung zu gewähren. In der Tat drücken sich hier zentrale, wertegebundene Zielvorstellungen sozialer Innovativität, wie sie der *Index Soziale Innovation für das Altern* formuliert, aus: ‚Selbstbestimmung', ‚soziale Teilhabe', ‚Rehabilitation', bedarfsorientierte ‚Flexibilität'. Aus diesem strukturellen Potenzial allein wird aber noch gar nicht ersichtlich, wie diese Werte in der Praxis wirklich gelebt, in welcher Gestalt sie konkret umgesetzt werden. Hier docken wieder die kritischen Leitfragen an, die in Kapitel 1 skizziert wurden: Auf der Skala eines ‚Stufenmodells der Partizipation' (Wright, 2020): Bleibt und wird ‚Teilhabe' im eigenen Umfeld und den alten und neuen Sozialräumen aktiv oder nur passiv möglich? Können die pflegebedürftigen Menschen mit-gestalten und mit-bestimmen? Heißt ‚Flexibilität' bei der Betreuung, dass diese auch wirklich personenzentriert und bedürfnisorientiert umgesetzt wird? Nimmt eine aktivierende Betreuung neben rein pflegerischen Aufgaben einen hohen Stellenwert ein, oder bleibt sie am Ende doch im Hintergrund? Wird Rehabilitation ganzheitlich als aktivierende Arbeit an Geist und Körper umgesetzt? Es kommt auf die Art und Weise an, wie vorhandenes Potenzial im Einzelfall und ganz konkret umgesetzt wird, um Innovativität für die Tagespflege ermitteln zu können.

Der Stellenwert sozialer Innovativität im Gesundheitssystem wurde in den letzten Jahren in der Forderung nach einer *wertebasierten Gesundheitsversorgung* ersichtlich. Gemeint ist eine strukturelle Ausrichtung des Systems auf die Personalität und tatsächlichen Bedürfnisse der Patient:innen sowie Ideale und Grundwerte der Gesellschaft statt auf Kosten und Mengen und evidenzentkoppelter Wissenschaft (Jonitz, 2021). Im Jahr 2020

3 Innovationen in der Tagespflege

legte sich der G20-Gipfel auf eine Verbesserung von Werten in Gesundheitssystemen fest.[9] Ein Gutachten für die EU-Kommission aus dem Jahr 2019 bekräftigt die Wichtigkeit der Erforschung und Evaluation von Gesundheitsversorgungsleistungen hinsichtlich ethischer Werte – und dabei auch ausdrücklich die Identifikation ‚echter Innovation' gegenüber Interventionen von geringem Wert.[10] Zur Verbesserung einer wertebasierten Gesundheitsversorgung muss also neben einer kontinuierlichen Erforschung, Beobachtung und Evaluation der Gesundheitsversorgungsleistungen sowie einer systematischen Erhebung patient:innenorientierter Bedarfslagen (vgl. Jonitz, 2021, S. 550) genauer definiert werden, wie im Sinne gemeinwohlorientierter sozialer Innovationen die Umsetzung gesellschaftlicher Grundwerte in einem spezifischen Bereich des Gesundheitssystem, wie etwa der Tagespflege, eigentlich genau aussehen kann, welche Kriterien erfüllt sein müssen. Hier dockt der *Index Soziale Innovation für das Altern* an.

Und noch eine weitere Diskurslinie bekräftigt die Notwendigkeit sozialer Innovationen im Gesundheitssystem. „Die Gesundheit ist ein Zustand des vollständigen körperlichen, geistigen und sozialen Wohlergehens und nicht nur das Fehlen von Krankheit und Gebrechen", definierte die WHO 1946 in ihrer von Deutschland ratifizierten *Verfassung*.[11] Dem Erhalt einer derart holistisch definierten Gesundheit, das heißt dem Erhalt der „körperlichen, geistigen und seelischen Kräfte der Pflegebedürftigen" (§ 2 SGB XI), ist die Tagespflege als Teil der Pflegeversicherung verpflichtet. Soziale Innovationen, die auf Verbesserung des sozialen Miteinanders im gemeinschaftlich geteilten Raum abzielen, dienen also ganz unmittelbar dem Erhalt der Gesundheit des Einzelnen: dessen sozialem Wohlergehen und davon mitbetroffen auch dessen seelischer und körperlicher (somatischer) Gesundheit.

---

9 Siehe G 20 Statement „Impoving Value in Health Systems", Nr. 24-26, unter: http://www.g20.utoronto.ca/2020/G20_Health_Ministers_Declaration_EN_%2020201119.pdf, Zugriff am 19.05.2023.
10 Siehe den Bericht Defining Value in „Value-Based Healthcare" des „Expert Panel on effective ways of investing in Health (EXPH)" der EU unter: https://health.ec.europa.eu/system/files/2019-11/024_defining-value-vbhc_en_0.pdf, Zugriff am 19.05.2023.
11 https://fedlex.data.admin.ch/filestore/fedlex.data.admin.ch/eli/cc/1948/1015_1002_976/20200706/de/pdf-a/fedlex-data-admin-ch-eli-cc-1948-1015_1002_976-20200706-de-pdf-a.pdf, Zugriff am 19.05.2023.

3.1 Innovationsbedarf

Um konkreten Handlungsbedarf sozialer Innovationen in Einrichtungen besser beschreiben zu können, muss man sich einmal von der abstrakten Begriffsebene lösen und sich tiefer in das personale Erlebnisgeschehen der Gäste und Mitarbeiter:innen in Einrichtungen einfühlen. Wir wollen ja eine wertebasierte, personenzentrierte Pflege, die ganzheitlich an körperlich-psychisch-soziale Bedarfe andockt, die ‚Teilhabe', ‚Selbstbestimmung' und ‚Selbstständigkeit' und damit ‚freie Persönlichkeitsentfaltung' im geteilten Miteinander fördert. Aber wie kann man sich ‚freie Persönlichkeitsentfaltung' eigentlich vorstellen?

Man kann sich einmal Kunstwerke, Filme, Fotografien, Theaterstücke oder literarische Werke, die subjektive Ausdruckskraft nicht nur in ihrer eigenen prozessualen Entstehung in sich tragen, sondern auch als Inhalt selbst zum Bild machen, vor Augen führen. Welche Bilder und Assoziationen kommen einem dann in den Sinn? Vielleicht denkt man an Lebendigkeit, Buntheit, Expressivität, wie auf Kandinskys abstrakten synästhetischen Gemälden mit ihren rhythmischen Linien und klangvollen Farben, vielleicht auch, viel konkreter, an eine Mimik voller Linien, Licht und Schatten, wie in den ausdrucksstarken Porträtfotografien Tim Walkers. Vielleicht denkt man, sich eine Kindheit ausmalend, an das Spiel, an explorative Welterkundung ohne Rücksichtnahme auf stereotype Normen des Alters, wie durch Großmutter und Enkelin in Tove Janssons *Sommerbuch*, oder, fernab der Kindheit, aber nicht abseits von Spiel und Exploration, an (alterns)normensprengende Mode wie in Ari Seth Cohens exzentrischen Streetstyle-Fotografien. Vielleicht will man den ernsten Quatsch zulassen, dadaistischen Wortsalat und Satire. Vielleicht tastet man sich bis zur surrealistischen Inklusion von träumerisch Unbewusstem in eine überwirkliche Raum-Gestalt vor, wagt es, mit der Norm zu brechen und den Wahn zu integrieren, wie etwa in Form von aufblitzender poetischer Virtuosität in literarischen Experimenten zum Ausdruck von Demenz (vorgespielt etwa in Brigitte Kronauers Geschichte *Im Gebirg*). Und dann gehört auch Munchs unendlicher *Schrei* dazu, der immer und immer wieder aufs Neue gerahmte Form finden muss.

Hinter all diesen Assoziationen drückt sich ein (völlig altersunabhängiger) Drang nach einem expressiven Sich-Veräußern, Sich-Zeigen aus, dahinterliegend ein nicht endendes Bedürfnis nach Gesehen-, Gehört-, Verstanden-, Erkanntwerden, nach Resonanz, aber auch nach Identitätsspiel, explorativer Maskerade, Verwandlung und experimenteller Selbsterkundung. Aber nicht nur ein Selbst-*Objekt* als Gegenstand eines schöpferischen Gestaltungs- und Schaffensprozesses soll hier im Sinne freier Persönlichkeitsentfaltung zum Ausdruck gebracht werden, sondern auch das Selbst als freies und schöpferisches *Subjekt*, das seinen Vorlieben, Ressourcen und Fähigkeiten entsprechend explorativ und sinnstiftend tätig wird, sich einbringt und teilhat an einer (er)schaffenden Kultur.

Dazu gehören nicht nur Bilder des aktiven Schaffens, sondern genauso auch Bilder der Ruhe, der Einkehr als Gegenpol zum abenteuerlichen Gestaltungsdrang, gedeckte Farben, weite Gedächtnisräume – aber eben keine Leere und Monotonie. ‚Freie Persönlichkeitsentfaltung' kann die Erzeugung einer inneren Ruhe, die beseelt ist, bedeuten, kann Bilder der Kontemplation aufrufen, eine Art innere Resonanz mit sich selbst, die Wege zur Selbst- und Welterkundung öffnet (hier könnte man stellvertretend Rousseaus *Träumereien eines einsam Schweifenden* anführen). Und auch Melancholie kann hierher gehören, denn es muss ja keineswegs um die ewige ‚Glückssuche' gehen – nur eben nicht jene Stille, so „sprachlos und kalt" wie der Tod in Friedrich Hölderlins Gedicht *Hälfte des Lebens*.

„Sprachlos und kalt" – so will sich wohl keine Tagespflege präsentieren. Und doch fehlt in vielen Einrichtungen, deren Aura sich, ganz wie in stationären Einrichtungen, durch die Erfüllung der Mindeststandards von ‚still, satt, sauber und sicher' (Schulz-Nieswandt/Köstler/Mann, 2021b) charakterisieren lässt, eine Stimmung von Lebendigkeit, wie sie soeben skizziert wurde. Aktivierung zur ‚freien Persönlichkeitsentfaltung', insbesondere auf psychischer und sozialer Ebene, findet nicht statt. Der Fokus liegt deutlich stärker auf *Pflege* statt auf *Betreuung*.

Schon in der äußeren Gestalt vieler Einrichtungen, in deren baulichen Ausstattung, dominiert eine funktionale Aura gegenüber ansprechenden ästhetischen Konzepten. Eine oft standardisiert und steril wirkende Ästhetik blockiert Gefühle von Zugehörigkeit und Geborgenheit. Eine zu geringe Anzahl an Beschäftigungsräumen für unterschiedliche Angebote (bei eigenständigen Institutionen gibt es oft nur ein Büro, einen Aufenthaltsraum mit Küche, einen Schlafraum und ein Badezimmer) verhindert, dass sich die sehr heterogenen Gäste ihren ganz unterschiedlichen Ressourcen und Bedürfnissen entsprechend frei beschäftigen oder sich auch einfach einmal zurückziehen können, wenn ihnen die Gruppendynamik zu anstrengend wird oder sie sich (bei einer häufig dauerhaft hohen Geräuschkulisse durch die Kombination aus Alltagsraum und Küche) Ruhe wünschen, oder allein sein wollen. Damit bleibt das aktivierende Potenzial von Architektur und

Design, womit, in einer Kombination aus starken und schwachen Reizen, Gruppenräumen und Ruhezonen, Sinnesreize, Fantasie und Kreativität stimuliert, oder individuelle Gefühle von Zugehörigkeit erzeugt werden können, ungenutzt (siehe Kapitel 3.3 zu Innovationen durch Architektur und Design). Das liegt sicherlich an engen räumlichen Spielräumen sowie strengen normativen Vorgaben bezüglich Sicherheitsaspekten der Ausstattung, die einen Rückgriff auf standardisierte Vorlagen verlockend erscheinen lassen. Es liegt aber auch daran, dass die Auswirkung der Aura der räumlichen Umgebung auf das Erlebnisgeschehen der Klient:innen schlicht unterschätzt wird, beziehungsweise zu wenig Kenntnis darüber besteht.

‚Freie Persönlichkeitsentfaltung' der Gäste kann natürlich nicht nur indirekt durch die bauliche Ausstattung getriggert werden, sondern muss – so fordert es auch § 2 SGB XI – durch *aktivierende Pflege* angestoßen werden. Dafür sind soziale Interaktionsarbeit, vielseitige Betreuungsangebote, die den Charakter von Erlebnissen haben, an denen man wachsen, oder durch die man lebenslang lernen kann, und auch viel Raum für Eigeninitiative und Mitgestaltung der Gäste notwendig. Dies alles unter Bewahrung von persönlicher Freiheit und Selbstbestimmung der Gäste bei gleichzeitiger Gewährung von Sicherheit und Unterstützung. In Referenz auf Aaron Antonovskys Modell der *Salutogenese* geht es um die Gestaltung von ‚verstehbaren', ‚handhabbaren' und ‚sinnhaften' Rahmenbedingungen, wie sie laut Antonovsky konstitutiv für die Entstehung und Erhaltung von Gesundheit stehen (Antonovsky, 1997), ohne dabei einengend regulierend zu wirken.

In der Realität vieler Einrichtungen trifft man aber auf schablonenartig vorgefertigte Betreuungsangebote, die nur wenig Spielraum zur spontanen Mitgestaltung, wenig wirklichen Erlebnischarakter, wenig oder nur in engem Rahmen vorgegebene Möglichkeiten zur sozialen Interaktion und Persönlichkeitsentfaltung bieten – und das gerade angesichts einer so heterogenen Gruppe an Klient:innen in der Tagespflege, mit einem so hohen Spektrum unterschiedlicher Ressourcen und Beeinträchtigungen, was eigentlich schon strukturell eine besonders hohe Flexibilität und Vielfältigkeit der Angebote erfordern würde. Eine quasi aufgezwungene morgendliche Zeitungsvorleserunde in der gesamten Gruppe – ein Standard in vielen Einrichtungen – fördert lediglich passives Zuhören und könnte darüber hinaus bei manchen Klient:innen ungewünschte Gedanken und Erinnerungen triggern (nebenbei ersetzt sie sicherlich keine Teilhabe am sozialräumlichen Leben). Viele vorgefertigten Bastel- und Spieleangebote haben eine demütigend infantilisierende Aura, die auf einem Altersklischee basiert, das hohes Alter und Pflegebedürftigkeit mit Debilität oder Kind-

3 Innovationen in der Tagespflege

lichkeit gleichsetzt; noch dazu haben diese wenig engagierten Angebote, die auf schnelle Umsetzung mit wenig Aufwand aus zu sein scheinen, wenig stimulierendes Potenzial. Und wenn manche solcher Angebote auch bestenfalls kurzfristige Unterhaltung bieten können (für jene, deren Geschmack das jeweilige Angebot rein zufällig trifft): Schöpferische Kreativität wird hiermit kaum gefördert; es erlaubt den Mitarbeiter:innen auch nur in begrenztem Rahmen und wenig spontan und engagiert, sich wirklich individuell auf ihre Gäste einzulassen. Soziale Innovationen im Kontext aktivierender Betreuung müssen in Abgrenzung dazu Projekte und Methoden umfassen, die Eigenständigkeit, lebenslanges Lernen und schöpferische Fähigkeiten der einzelnen Gäste erhaltend fördern sowie eigendynamische Interaktionen in der Gruppe anregen.

Dass der Fokus in vielen Einrichtungen deutlich stärker auf Pflege als auf aktivierender Betreuung liegt, lässt sich auch darauf zurückzuführen, dass in der Tagespflege hauptsächlich Pflegekräfte arbeiten, die zuvor in stationären Einrichtungen angestellt waren und mit Betreuung aufgrund oft langjähriger stationärer Pflegepraxis nicht vertraut sind, und daneben Pflegehelfer:innen mit achtwöchiger Ausbildung, die in Betreuungsfragen nicht genügend geschult sind. Dies führt zu einem Überschuss an reinen Pflegeangeboten in der Tagespflege und dadurch zu mangelnder sozialer Interaktionsarbeit und mangelnder geistiger Anregung. Mehr Interdisziplinarität in den Einrichtungen könnte auf struktureller Ebene schon etwas verändern. Es ist aber auch eine Haltungsfrage. Fehlendes Bewusstsein für die Wichtigkeit aktivierender Betreuung neben reinen Pflegeleistungen spricht auch (und vielleicht sogar im Kern) für einen Mangel an Empathie seitens der Mitarbeiter:innen. Hierfür muss mehr sensibilisiert werden. Eine Haltung von Empathie ist nicht etwa – schwarz-weiß – vorhanden oder nicht vorhanden – sondern das Potenzial zur Empathie kann in Lernprozessen gestärkt werden, wie hier noch weiter ausgeführt werden wird.

Mangelnde Empathie hängt sicherlich auch mit noch immer vorherrschenden kulturellen Klischees und Stereotypen gegenüber dem Altern zusammen, wie sie sich in internen Haltungen und auch nach außen sichtbar über die Öffentlichkeitsarbeit vieler Einrichtungen widerspiegeln. Es gibt ein typisches Bild, das die Wahrnehmung von Altern in Pflegeeinrichtungen prägt: alte weiße Frauen oder Männer in farblos-bunten Strickjacken am Tisch bei Kaffee und Kuchen oder im Rollstuhl auf der Wiese, Händchen haltend mit der Pflegerin oder dem Pfleger, willenlos lachend und willenlos zufrieden. Stigmatisierende Altersbilder sind unter anderem geprägt von körperlichem Verfall, Debilität, Langweiligkeit, Einheitlichkeit, einer binären Geschlechterordnung, Leidenschaftslosigkeit, oder Willenlosigkeit. Es ist gut vorstellbar, dass diese Bilder auch die Haltungen von Mitarbeiter:innen in der Tagespflege gegenüber ihren Klient:innen prägen: Eine stereotype Wahrnehmung vom Alter fördert unpersönliche Gesprächsführung, ein Wahrnehmungsfokus auf körperliche und geistige Degradation Bevormundung, eine Erwartung von Passivität der Klient:innen gegenüber dem Leben eigene Teilnahmslosigkeit. Diese stark negativ konnotierten kulturellen Klischees und Stereotype entsprechen aber nicht dem realen Bild des Alterns – nicht allgemein in der Gesellschaft, wo Altern eigentlich weit vielfältiger, gesünder, aktiver gelebt wird als gemeinhin angenommen, und auch nicht in der Tagespflege, wo unterschiedliche schwere Krankheiten und Gebrechen natürlich vorliegen, aber individuelle Ressourcen und charakterliche Eigenarten und Vorzüge viel stärker zur Geltung kommen könnten. Zur Gewährung von ‚freier Persönlichkeitsentfaltung' in der Tagespflege gehört, dass sich die überwiegend negativ konnotierten kulturellen Klischees und Stereotype positiv verändern müssen: von reiner Schwächen- hin zu mehr Stärken- und Ressourcenorientierung, von Unsichtbarkeit zu mehr Sichtbarkeit, von Langeweile zu Charakter und Lebendigkeit, von binär zu nicht-binär. Die Umgestaltung kultureller Alternsbilder in der Tagespflege stellt also einen Innovationsbedarf dar, der sich, als tiefgreifende Haltungsfrage, sowohl auf die Zunahme von Empathie gegenüber den Klient:innen sowie auf deren Selbstwahrnehmung als auch auf die Stärkung aktivierender, rehabilitativer Pflege stark positiv auswirken kann und ‚freie Persönlichkeitsentfaltung' und schlicht mehr Lebensqualität fördert.

Durch Aufklärung, Kampagnen, Role Models oder Wissensvermittlung können soziale Innovationen eine Veränderung von Alternsbildern herbeiführen und zu einem differenzierteren Verständnis von Alternserleben führen. Zur innovativen Wissensvermittlung über Alternserleben zählen insbesondere auch kulturspezifische Schulungen, etwa zur Umsetzung kulturspezifischer Körper- und Hygieneaspekte, zum Verständnis spiritueller Bedürfnisse oder auch zu kulturell geprägten Wahrnehmungen von Krankheiten und überhaupt zu Lebensgewohnheiten und Denkweisen der Gäste. Auch Wissen über und Verständnis für geschlechterkulturelle Bedarfslagen und Bedürfnisse, über die Unterschiede in Pflege und Betreuung von Frauen, Männern oder der Zielgruppe LSBTI sind notwendig, wollen sich Mitarbeiter:innen auf ihre Gäste individuell und persönlich einlassen. Dabei darf die Wissensvermittlung nicht an der Grenze von Tabus enden: Mit ebenso existenziellen wie verschwiegenen Grundthemen wie Sexualität, Schmerzen, Trauer, Ängste, etwa vor dem Sterben und Tod, sind Mitarbeiter:innen zwar ständig konfrontiert; dennoch werden diese Thematiken und Bedürfnisse häufig weiterhin unterdrückt (Schmerzmittel statt Mitfühlen) oder verdrängt (zum Beispiel sexuelle Bedürfnisse oder vermeintlich unerträglich erscheinende Emotionen und Ängste). Verdrängte und unterdrückte Themen sind aber Barrieren für Empathie. Die Fähigkeit zum Umgang mit tabuisierten Themen sowie allgemein mehr Wissen über die Diversität von Alternswahrnehmungen führen potenziell zu mehr Neugierde, Offenheit, Aufmerksamkeit und auch emotionaler Hingabe und machen Perspektivwechsel und individuelle Einfühlung besser möglich. Nur so kann dem zu Beginn dieses Kapitels beschriebenen Bedürfnis nach Gesehen-, Gehört-, Verstandenwerden als affektiver Resonanzraum der freien Persönlichkeitsentfaltung angemessen begegnet werden.

Die oben beschriebenen Innovationen zielen vor allem auf die gezielte Veränderung von tiefliegenden *Haltungen* ab, um soziale Praktiken zu verändern. Soziale Innovationen können auch an *Strukturen und Prozessen* ansetzen, um das soziale Miteinander zu verändern und die Rechte der Klient:innen auf ‚Teilhabe' und ‚Selbstbestimmung' zu gewähren. In einer Tagespflege geht es ja nicht nur um die Betreuung und Pflege Einzelner, sondern sie stellt einen sozialen Raum dar, an dem Gäste, Mitarbeiter:innen, Angehörige und verschiedenste Akteur:innen aus der Nachbarschaft oder aus externen Netzwerken teilhaben und zusammen agieren. Zur Gewährleistung der Rechte Einzelner auf ‚Teilhabe' und ‚Selbstbestimmung' in der Gemeinschaft sind *partizipative Strukturen* erforderlich – und auch die Öffnung der Einrichtung in einen übergeordneten Sozialraum, da sich ‚Teilhabe' keineswegs nur auf den Mikrokosmos der Einrichtung beschränkt.

Partizipation muss auf allen Ebenen der Einrichtung erfolgen. Das beginnt mit einer kontinuierlichen Ermittlung von Bedarfen. Sie stellt die Grundlage für Betreuungs- und Pflegeangebote und die Raumgestaltung einer Einrichtung dar. Im Sinne des Gemeinschaftsgedankens sollten nicht nur Bedarfe der Klient:innen selbst, sondern auch diejenigen aller beteiligten Akteur:innen ermittelt werden. Gegebenenfalls müssen Differenzen und Konflikte zwischen sich wiedersprechenden Bedarfen demokratisch ausgehandelt werden. Individuelle Bedarfe auf Basis persönlicher Erfahrungen und Erlebnisse sowie individueller Empfindungen von Lebensqualität können mittels standardisierter Konzepte systematisch erhoben werden (Jonitz, 2021, S. 550).[12] Damit liegt der Fokus aber wieder auf dem Einzelnen und nicht dem sozialen System. Um die gemeinschaftliche Dynamik in die Bedarfsermittlung einzubeziehen, wären regelmäßig stattfindende

3.1 Innovationsbedarf

Gruppentreffen und gemeinschaftliche Prozesse zum Austausch individueller Bedarfe und Bedürfnisse bei einer gleichzeitigen Aushandlung eventueller Bedarfs- und Wertekonflikte in der Gruppe geeignet. Solche Prozesse sind in Einrichtungen bislang kaum zu finden. Soziale Innovationen können also auch daran ansetzen, die Ermittlung und Aushandlung von Bedarfen zu verbessern. So haben beispielsweise Methoden aus dem künstlerischen Bereich das Potenzial, bislang noch ganz unbewusste Bedürfnisse und Bedarfslagen aufzuspüren (siehe Kapitel 3.4: Innovationen durch Kunst und Kultur).

Eine gemeinsame Bedarfsermittlung und Aushandlung von Bedarfskonflikten sind aber nur erste Schritte hin zu einer partizipativen Kultur. ‚Teilhabe' heißt nicht nur Integriertwerden und Gehörtwerden, sondern heißt auch *Mit-Gestaltung* der gesamten Einrichtung, ihrer Angebotslandschaft, ihrer Strukturen und Prozesse, ihrer baulichen Ausstattung. Und erst wenn Mit-Gestaltung – auch wieder unter Einbezug aller Akteur:innen im Kontext der Einrichtung – in demokratische Strukturen des *Mit-Entscheidens* mündet, ist Partizipation auf allen Ebenen erfüllt. Die Umsorgten übernehmen Mit-Verantwortung für die Pflege und Betreuung, die sie erhalten, und die Strukturen und Prozesse des gemeinschaftlichen Miteinanders, an dem sie teilhaben. Soziale Innovationen können darauf abzielen, Rahmenbedingungen für partizipative Prozesse zu ermöglichen, etwa nach dem Vorbild selbstorganisierter genossenschaftlicher Strukturen. In der Tagespflege besteht eine zentrale Herausforderung darin, Lösungen zu finden, wie man denjenigen Mitgliedern der Gemeinschaft, deren geistigen und kommunikativen Kompetenzen als Voraussetzung zur Bedarfsübermittlung, Gestaltungs- und Entscheidungsfähigkeit bislang als unzureichend galten (etwa Menschen mit Demenz), solcherart Unterstützung gewähren kann, damit auch für sie Partizipation bis hin zur Entscheidungsebene möglich wird. Partizipation heißt auch: Die Verantwortung über die Sorge jenen Umsorgten zurückgeben, denen die Eigenständigkeit abgesprochen worden ist.

Teilhabe und Partizipation können innerhalb einer Einrichtung selbst gewährt werden, innerhalb deren räumlichen Grenzen, oder *mittels* der Einrichtung, durch deren Netzwerke und räumliche Öffnung innerhalb ihr übergeordneter Sozialräume, innerhalb der Gesellschaft. Als Vorbild kann hier das Konzept Sorgender Gemeinschaften (*caring communities*)

---

12 Vgl. auch den *Quality of Life*-Fragebogen der WHO [WHOQOL] unter: https://www.who.int/tools/whoqol, Zugriff am 21.05.2023.

angeführt werden.[13] Der übergeordnete Sozialraum kann geographisch definiert sein (etwa als Quartier, als Nachbarschaft) oder als akteursbezogenes Netzwerk, das sich über digitale Kommunikationsplattformen noch erweitern lässt (potenziell auch über nationale Grenzen hinaus).

Leider findet in vielen Einrichtungen derzeit noch wenig Öffnung nach außen statt. Eine sozial innovative Tagespflege strebt eine möglichst starke Diffusion in ihre sozialräumliche Umgebung an. Sie kooperiert mit verschiedenen externen Akteur:innen wie engagierten Nachbar:innen, kulturellen Institutionen, Genossenschaften oder Hochschulen und Universitäten. Eine besonders hohe soziale Innovativität entsteht, wenn gemeinsam mit diesen Akteur:innen an der Umsetzung sozialer Innovationen gearbeitet wird, zum Beispiel durch Schulungen und Wissenstransfers oder bei der gemeinsamen Gestaltung des umgebenden Quartiers. Die gezielte Planung von Netzwerken und/oder Quartiersgestaltung muss wiederum partizipativ, alle Beteiligte einbeziehend, erfolgen, und beginnt grundlegend mit einer Befragung der Tagespflegegäste, welche Kontakte nach außen überhaupt gewünscht werden und sinnvoll erscheinen. Oft werden vorschnelle und nicht überprüfte Annahmen, welche Kontakte den Klient:innen guttun würden, vorausgesetzt. So hat beispielsweise ein im Jahr 2018 durchgeführter Workshop im Rahmen eines partizipativen Stadterneuerungsprojekts in einem Altenheim in Seeland, Dänemark, gezeigt, dass sich ältere Menschen keineswegs immer zwangsläufig Kontakt zu Kindern wünschen (auch dies ein Klischeebild) (Hauderowicz & Serena, 2020, S. 106 f., S. 147, S. 220 f.).

Aber auch spontane, ungeplante Begegnungen zwischen Gästen der Einrichtung und Menschen aus der Nachbarschaft sollten konzeptionell ermöglicht werden – etwa durch eine gut durchdachte bauliche Gestaltung oder Quartiersplanung (siehe Kapitel 3.3: Innovationen durch Architektur und Design). Häufig sind es die ungeplanten Begegnungen und zufälligen Aufeinandertreffen zwischen Menschen, die zu einem Gefühl von Zugehörigkeit, zu ganz persönlichen, eigendynamischen Sinn-Zuschreibung führen. Und manchmal ergeben sich aus spontanen Begegnungen – etwa zwischen Gästen der Einrichtung und Nachbar:innen – regelmäßige Treffen, aus regelmäßigen Treffen innovative Ideen für gemeinsames Engagement, aus innovativen Ideen engagierte Initiativen. Solche spontanen sozialen Funken entzünden sich in Möglichkeitsräumen, deren Entstehungsbedingungen sich aus *genügend Zeit* und *offenem Raum* konstituieren – zwei

---

13 Vgl. hierfür Ansätze des KDA-Konzepts *Wohnen 6.0* unter: https://kda.de/laufende-projekte/wohnen-6-0/, Zugriff am 21.05.2023.

ganz basale Ressourcen, die in vielen Einrichtungen oft viel zu knapp vorhanden sind. Soziale Innovationen können also auch daran ansetzen, mehr Raum und Zeit für Müßiggang und ungeplante Begegnungen zu schaffen.

Und schließlich zählt zur Teilhabe im Sozialraum auch sozial-ökologisches Engagement. Auch Maßnahmen zum Umweltschutz in Einrichtungen, oder das Engagement von Einrichtungen für mehr Umweltschutz in der Gesellschaft, sind – ganz nach der Idee *Global denken – und lokal handeln* im Sinne der UN-Nachhaltigkeitsziele – als solidarische, zukunftsgerichtete Praxis als soziale Innovation zu werten. Sie wirken sich nicht zuletzt auf die Lebensqualität der einzelnen Gäste und Mitarbeiter:innen aus, deren Gesundheit im Sinne ‚planetarischer Gesundheit' untrennbar von biologischen, ökologischen und klimatischen Faktoren abhängig ist.

So hat sich nun im Verlauf dieses Kapitels – ausgehend von der Frage, wie sich ‚freie Persönlichkeitsentfaltung' im geteilten Miteinander beschreiben lässt – ein Bogen gespannt, der vom ganz tiefliegenden, existenziellen Bedürfnis der individuellen Person nach Selbstausdruck und Resonanz ausgehend über Aspekte der Aktivierung der:des Einzelnen hin zur Partizipation an der Gemeinschaft, zur Öffnung der Einrichtung in den Sozialraum und schließlich zur solidarischen Arbeit an (globalen) sozial-ökologischen Aufgaben führt. Der so aufgefächerte Innovationsbedarf in der Tagespflege, wie er in Abb. 1 am Ende dieses Kapitels zusammengefasst ist, zeigt die zentralen Handlungsfelder auf, an die soziale Innovationen anknüpfen müssen.

Es wurde hier skizziert, inwiefern der Zustand vieler Einrichtungen noch nicht die Voraussetzungen erfüllt, die die Realisierung des gemeinschaftlichen Wertehorizonts der ‚Teilhabe', ‚Selbstbestimmung', ‚Selbstständigkeit' und der auch darin inbegriffenen ‚freien Persönlichkeitsentwicklung' gewährleisten würden. Eingangs in Kapitel 3 wurde auf das grundsätzlich hohe sozial innovative Potenzial der Tagespflege hingewiesen; hier wird nun deutlich, dass dieses Potenzial noch besser genutzt und mit zukunftsweisenden sozialen Anforderungen in Einklang gebracht werden muss.

Soziale Innovationen – als Maßnahmen in und für Einrichtungen – können in den Einrichtungen selbst entwickelt oder mittels Nachahmung oder Schulung durch andere Initiator:innen oder Multiplikator:innen implementiert werden. Sie können aus verschiedensten gesellschaftlichen Bereichen – wie etwa aus Nachbarschaft, Wissenschaft oder Kultur – stammen und sind konzeptionell divers. Sie werden im Sinne eines institutionellen Innovationsmanagements organisiert oder durch Gäste, Angehörige oder Nachbar:innen selbst initiiert. Sie werden niedrigschwellig umgesetzt (etwa bei der Gestaltung intergenerationeller Treffen) oder hoch professionalisiert (etwa durch die Entwicklung digitaler Technologien). Es kommt jeweils darauf an, wie passgenau die Projekte an spezifische Bedarfslagen vor Ort andocken und wie wirksam und nachhaltig sie umgesetzt werden. Welche Bedingungen Tagespflegeeinrichtungen umsetzen müssen, um sozial innovativ zu agieren, führt das nächste Kapitel aus.

3.1 Innovationsbedarf

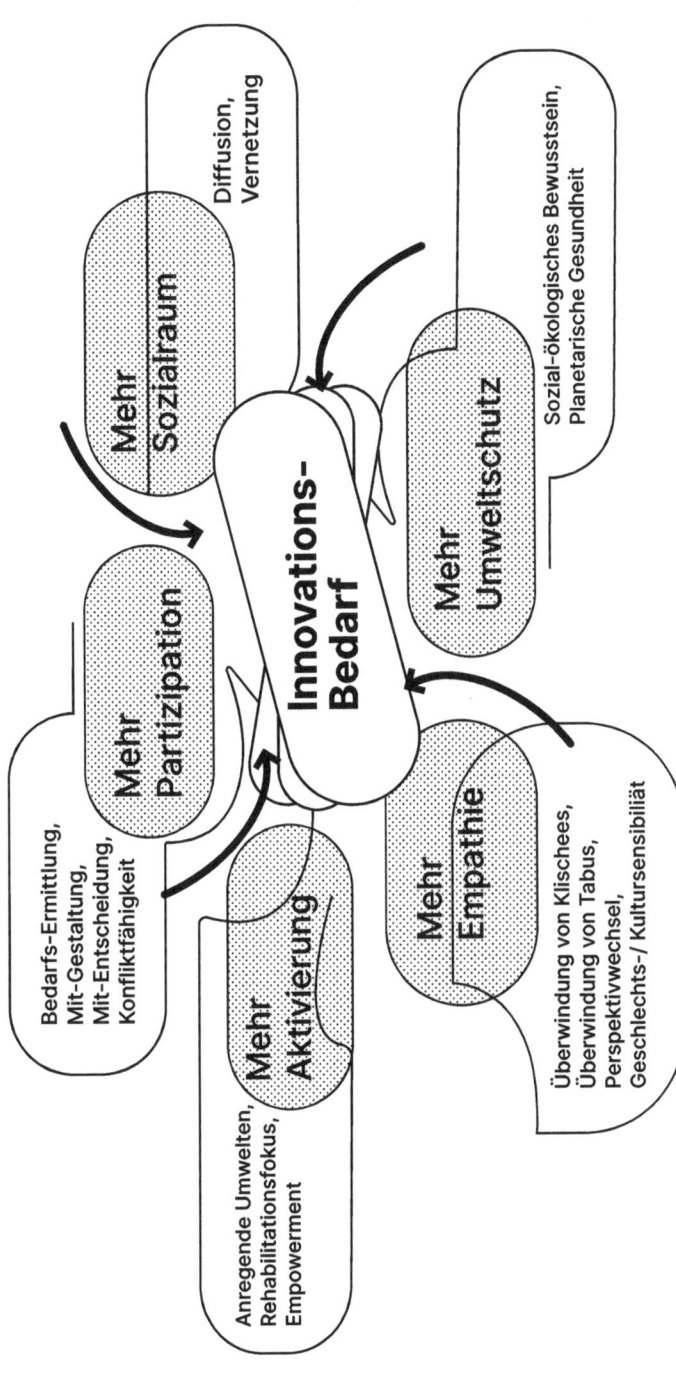

Abb. 1: Innovationsbedarf in der Tagespflege

3 Innovationen in der Tagespflege

3.2 Bedingungen innovativer Einrichtungen

Wie erkennt man nun eine sozial innovative Tagespflege? Welche Voraussetzungen für mehr ‚Teilhabe', ‚Selbstbestimmung' und ‚Selbstständigkeit' in einer Einrichtung müssen geschaffen werden? Wie kann ‚freie Persönlichkeitsentfaltung' gemeinschaftlich umgesetzt werden? – Die genannten Werte können innerhalb einer Einrichtung durch bestimmte soziale Praktiken erfüllend umgesetzt werden, die wiederum durch zielführende *Prozesse* und gestaltgebende *Haltungen* angeregt werden und *Beständigkeit* bedürfen. Es bietet sich daher an, die Qualität der Prozesse und jene der gesamten Strukturen und Praktiken zugrunde liegenden Haltungen oder Grundeinstellungen einer Einrichtung zu analysieren. Grundlage dieser Analyse bildet der *Index Soziale Innovation für das Altern* (siehe Kapitel 2).

a) Prozesse

(Abb. 2): Grundvoraussetzung für die Gewährung von ‚Teilhabe', ‚Selbstbestimmung' und ‚Selbstständigkeit' in einer Einrichtung sind *partizipative Prozesse*, die auf allen Ebenen umgesetzt werden. Hierfür müssen alle Akteur:innen innerhalb der Einrichtung (Klient:innen, Mitarbeiter:innen, die Leitungsebene) und in den mit ihr verknüpften Sozialräumen (zum Beispiel Nachbar:innen, Ehrenamtliche, Kulturschaffende, etc.) einbezogen werden. Partizipation beginnt bei Bedarfsermittlung, wozu auch eine kontinuierliche Aushandlung von Bedarfs- und Wertekonflikten zählt, aber sie endet nicht beim reinen Gehörtwerden, sondern geht über zu Prozessen des Mit-Gestaltens und demokratischen Mit-Bestimmens. Hierbei ist es gerade in Langzeitpflegeeinrichtungen wichtig, dass neue Formen für Mit-Gestaltung und Mit-Bestimmung auch für jene Personen entwickelt werden, denen dafür bislang die Kompetenz abgesprochen wurde (beispielsweise demenzkranke Menschen) – etwa durch Mitbestimmungs-Paten, oder ähnliche Konzepte. Es muss gewährleistet werden, dass die Art und Weise des gemeinschaftlichen Zusammenlebens partizipativ mit allen Akteur:innen im Kontext der Einrichtung ausgehandelt, demokratisch entschieden und umgesetzt wird. Dabei können Bedarfe und Gestaltungswünsche einzelner Klient:innen aufgrund des hohen Spektrums an Ressourcen und Krankheitskontexten – hier treffen Menschen mit Schlaganfall, Parkinson, Demenz, etc. aufeinander – stark voneinander abweichen; zudem können kulturelle Wertekonflikte auftreten. Noch dazu findet häufig starke Fluktuation statt. Es können Konflikte entstehen, die von den Einrichtungen ein besonders hohes Maß an Flexibilität und eine konstruktive Streitkultur verlangen. Vorreiterbeispiele für Pflegeheime mit Strukturen guter Selbst- und Mitbestimmung der Bewohner:innen, wie sie sich auch auf Tagespflegeeinrichtungen übertragen lassen können, hat beispielsweise die Bundesarbeitsgemeinschaft der Seniorenorganisationen (BAGSO) mit dem GERAS-Preis 2021 ausgezeichnet. Mit dem Konzept *Wohnen 6.0* gibt das KDA Impulse für Langzeitpflegewohnangebote und testet, wie Mitentscheidungs-, Mitverantwortungs- und Mitgestaltungsmöglichkeiten in Pflegewohnheimen umgesetzt werden können; auch hiervon kann sich die Tagespflege inspirieren lassen.

Um ‚Teilhabe' und ‚Partizipation' nicht nur innerhalb der Einrichtung, sondern auch in der Gesellschaft zu gewähren, ist es wichtig, dass sich Einrichtungen mit anderen Sozialräumen *vernetzen*. Dies kann die nahe Umgebung (die Nachbarschaft, das Quartier) sein. Möglich sind darüber hinaus geographisch entkoppelte Sozialräume (vorstellbar wäre etwa eine Initiative aus einem anderen Land, die international zur Debatte über Bedarfslagen im Altern anregt und sich mit lokalen Institutionen aus verschiedenen Ländern vernetzt). Innovative Einrichtungen vernetzen sich sektorenübergreifend und kooperieren beispielsweise mit kulturellen Einrichtungen, *Diversity*-Aktivist:innen, Akteur:innen aus dem Bereich Wohnen oder der Landschaftsgestaltung, Universitäten, Gesundheitseinrichtungen, Ehrenamtliche, etc. Dadurch entstehen für Klient:innen Möglichkeiten zum Austausch und zu gemeinsamen (digitalen oder analogen) Aktivitäten mit verschiedensten Menschen zu unterschiedlichsten Themen und auch die Möglichkeiten eines inter- und transprofessionellen Netzwerkes zur ganzheitlichen Gewährleistung von Lebensqualität und Gesundheit unter Zusammenwirkung von Staat und Zivilgesellschaft (*Welfare-Mix*). Denn ein ganzheitliches Gesundheitsverständnis, wie es eingangs in Kapitel 3 skizziert wurde, erfordert einen mehrdimensionalen „bio-psycho-sozialen" Versorgungsansatz (Robert Bosch Stiftung & Hertie School, 2021, S. 117), der eine Kombination von pflegerischen, sozialpädagogischen, ergotherapeutischen, psychologischen, spirituellen, seelsorgerischen, sozialkommunikativen Kompetenzen notwendig macht. Dies ist häufig kaum durch eine Einrichtung allein zu stemmen und kann auch über Vernetzung mit externen Akteur:innen erzielt werden.[14]

Zentraler Vorantreiber innovativer Prozesse in einer Einrichtung ist die Etablierung einer kontinuierlichen und gemeinschaftlich-dialogischen

3 Innovationen in der Tagespflege

Lernkultur. Um neue Ideen und Lösungsansätze evidenzbasiert entwickeln zu können, stehen im Kern dieser Lernprozesse eine kontinuierliche Bedarfsermittlung und die konstruktive Aushandlung etwaiger Konfliktlagen zwischen einzelnen Akteur:innen oder Akteursgruppen und auch kontinuierliche Evaluationen und Feedbackschleifen unter Einbezug aller Zielgruppen. Hierfür muss genügend Zeit für gemeinsamen Austausch mit allen Beteiligten zur Verfügung gestellt werden. Kreative, an künstlerische Arbeitsweisen angelehnte Methoden haben sich in verschiedensten Sektoren im Management oder im Coaching als hilfreich und innovativ im Umgang mit komplexen Situationen erwiesen. Durch Methoden wie *design thinking, storytelling* oder künstlerische Forschung, die auch in Workshops oder Coachings durch Expert:innen vermittelt werden können, können unbewusste Bedarfslagen aufgespürt, Ideen gesammelt und Lösungsansätze für komplexe Probleme erarbeitet werden. Hier kommen Ressourcen wie Intuition, Erfahrungswissen und Kreativität zum Einsatz, wie sie unabdingbar für einen Lernprozess sind, der fernab vorgegebener Pfade nach neuen Ideen und Lösungsansätzen sucht. Das Knüpfen interprofessioneller Netzwerke zum Wissenstransfer und zur Förderung von Fort- und Weiterbildungen oder einfach offenen Lernprozessen ist selbst Teil einer solchen Lernkultur.

Ein konsequent durchgeführter dialogischer Lernprozess verändert die Haltung des Denkens aller Beteiligten. Erfahrungen in der Aushandlung und vielleicht auch im Aushalten von komplexen Problemlagen, im Einnehmen fremder Perspektiven, im Einstellen auf neue Rahmenbedingungen, in der gemeinsamen Suche nach kreativen Lösungsansätzen, führen zu mehr Offenheit gegenüber Neuem, mehr Akzeptanz von Veränderung und mehr *Agilität* bei der konsequenten Umstellung der Einrichtung auf entsprechend neue Strukturen und Prozesse. Denn Ideen und Lösungsansätze müssen nicht nur erdacht, sondern auch umgesetzt und in bestehende Strukturen, Abläufe und Maßnahmen einer Einrichtung integriert werden. Um sich flexibel und dynamisch an unterschiedliche, teils widersprüchliche und sich verändernde Bedarfe sowie komplexe soziale Interaktionen anpassen zu können, müssen wandelbare Strukturen, Abläufe und Maßnahmen entwickelt werden. Ein gezieltes institutionelles Innovationsmanagement kann hier unterstützend wirken; die Umsetzung agiler Prozesse kann aber auch selbst Teil der gemeinschaftlichen Lernprozesse sein.

---

14 Vgl. auch die *Health in All Policies* [HIAP] der WHO, eingesehen unter: https://web.a rchive.org/web/20130618072615/http://www.healthpromotion2013.org/health-promo tion/health-in-all-policies, Zugriff am 21.05.2023).

b) Haltungen

(Abb. 3): Tiefliegend wird die Gesamtgestalt einer Einrichtung, in der sich die sozialen Praktiken abspielen, geprägt durch die ihr zugrundeliegenden Haltungen und Grundeinstellungen aller beteiligten Akteur:innen. Dabei bedingen sich äußere Form – Architektur, Ausstattung, Strukturen, Prozesse – und innere Haltungen gegenseitig. Soziale Innovationen können nicht nur primär an Stellschrauben der äußeren Form drehen, sondern auch direkt Impulse für Haltungsänderungen geben, und letztendlich müssen sie auf beiden Ebenen ansetzen.

Soziale Innovationen können darauf hinwirken, dass sich in einer Einrichtung eine gemeinschaftliche *Wertekultur* etabliert. Eine Werte-*Kultur* meint nicht, dass Werte und Leitlinien einmal ‚verordnet' und unterschrieben werden, sondern meint Dynamik, Lebendigkeit und Involviertheit aller Akteur:innen. Sie ist Teil gemeinschaftlicher Lernprozesse. Eine Kultur der Aushandlung von Werten lebt von beständigen, dynamischen Dialogen zur Umsetzung der Grund- und Menschenrechte, zur bekennenden Anerkennung und Wertschätzung aller Menschen, zum Vorleben von Solidarität und sozial-ökologischer Verantwortung innerhalb der spezifischen Einrichtung. Dabei können erhebliche kulturelle Konflikte auftreten, die eine konstruktive Streitkultur verlangen und nicht verdrängt oder unterdrückt werden dürfen. Derartige Leitlinien können nur in groben Zügen von außen vorgeschrieben werden; lebendig – und *real gelebt* – werden Werte erst dann, wenn sie auf konkrete Bedarfe und Konflikte treffen, auf eine konkrete soziale Konstellation an Akteur:innen und Individuen innerhalb einer spezifischen Einrichtung angewandt werden.

Soziale Innovationen können auch auf die Verstärkung von *Empathie* gegenüber Klient:innen und allgemein im Miteinander einer Einrichtung einwirken. Dafür müssen zuallererst stigmatisierende Altersbilder und Klischees abgebaut werden. Empathie kann durch Lernprozesse entstehen, in denen unterschiedliche Erfahrungswelten des Alterns – und besonders die Heterogenität alternder Erfahrungswelten in ihrer ganzen kulturellen Diversität – vermittelt wird. Dies ermöglicht Perspektivwechsel. Personenzentrierte Pflege und Betreuung, die sich Zeit nimmt für die einzelnen Menschen, die alternde Menschen individuell und jenseits von Vorurteilen wahrnimmt, die sensibilisiert ist für spezifische geschlechtliche und kulturelle Bedarfe, macht liebevolle Offenheit seitens der Mitarbeiter:innen möglich. Schließlich erfordert Empathie auch Mut zum Wahrnehmen und Ansprechen tabuisierter existenzieller Themen, wie etwa erotische Bedürfnisse oder Furcht vor Krankheit und Tod. Soziale Innovationen finden Wege, diese Themen sensibel anzusprechen und kommunizierbar zu machen.

Zentrale Aufgabe einer Tagespflege ist die Gewährleistung von Rehabilitation – im Sinne einer fordernden und fördernden *Aktivierung* von Ressourcen, und dies nicht nur des Körpers, sondern auch des Geistes und der Seele. Das legt den Fokus bei der Erbringung von Pflege- und Betreuungsleistungen an eine ganz andere Stelle als etwa eine implizite Haltung von ‚Schadensbegrenzung'. Es geht um die Förderung von Selbstständigkeit und Selbstwirksamkeit – nicht etwa nur durch Rollstühle und Gehhilfen, sondern durch die Stimulation des Geistes und Anregungen zur sozialen Interaktion. Hierfür muss sich der Fokus vieler Einrichtungen stärker auf Betreuung statt auf Pflege richten, was ganzheitlich sozialpädagogische, ergotherapeutische, psychologische, seelsorgerische und sozialkommunikative Kompetenzen erfordert. Im Kern steht die Gestaltung einer anregenden Umgebung mit einer Aura von Lebendigkeit, Buntheit, Offenheit, die ein Gefühl der Zugehörigkeit vermittelt, zur Beteiligung am sozialen Miteinander einlädt, Kreativität, Aktivität und schöpferische Ressourcen fördert. Eine sozialräumliche Öffnung der Einrichtung und die Förderung intergenerationeller Netzwerke und Teilhabe an der Gesellschaft kann in hohem Maße zur Aktivierung von Ressourcen beitragen, indem sie in besonderem Maße körperlich, geistig und auf sozialer Ebene herausfordert und es den Klient:innen ermöglicht, weiterhin am gesellschaftlichen Leben teilhaben zu können und dieses selbstwirksam zu meistern.

All diese Haltungen – die Entscheidung zur Umsetzung einer Wertekultur, zum empathischen Umgang miteinander, zur Aktivierung statt rein kompensatorischer Pflege und Betreuung – sind anspruchsvoll. In ihnen drückt sich eine *engagierte* Einstellung aus. Soziale Innovationen verlangen eine proaktive, initiative, explorative Arbeitsweise, Mut zur Veränderungen und die Bereitschaft, schwierige statt vielleicht auf den ersten Blick einfachere Wege zu gehen. Dadurch kann sich aber nicht nur Pflichtbewusstsein, sondern – viel positiver – Neugier und Kreativität ausdrücken. Gemeinschaftliche Prozesse, eine Lernkultur, das intensive Eingehen auf die andere Person, das Anstoßen eigendynamischer Prozesse abseits pfadabhängiger Gewohnheiten und Komfortzonen kann schließlich auch für die Mitarbeiter:innen selbst zu neuen, anregenden (Selbst-)Erfahrungen führen, persönlich sinnhaft werden.

c) Beständigkeit

(Abb. 4): Veränderungen von sozialen Praktiken und zugrundeliegenden Haltungen, Routinen, Gewohnheiten , passieren meist nicht von heute auf morgen. Viele soziale Innovationen brauchen – wie die Lernprozesse, die mit ihnen einhergehen – Zeit und Wiederholungsschleifen, um zu wirken. Ein eintägig durchgeführtes Theaterprojekt führt wahrscheinlich nicht zu nachhaltig neuen sozialen Praktiken, auch wenn vielleicht Impulse angeregt wurde, die aber der schnell wieder der Macht der Gewohnheiten unterliegen können. Neue architektonische Kontaktzonen müssen erst durch die sie nutzenden Menschen angenommen und angeeignet werden und verlangen zugleich offene Grundeinstellungen, ohne die sie wirkungslos bleiben. Und auch wenn ein Empathie-Schulungsprogramm mittels 3D-Brillen potenziell eine starke Wirkung beim Einzelnen und die Veränderung von dessen Wahrnehmung erzeugen kann, braucht es sicherlich Auffrischung und im komplexen sozialen Kontext der Einrichtung Zeit und Wiederholung, damit sich habituelle Veränderungen etablieren. So führt auch eine einmalige Kampagne zu Alternsbildern vermutlich nicht gleich breitflächig zu neuer kultureller Wahrnehmung, auch wenn sie einzelne Individuen natürlich inspiriert haben mag – es sei denn, diese tragen die Impulse direkt weiter in ihr Umfeld. Diese Art von *Side Effects* – Einzelne tragen ihre durch das Projekt angeregten Erkenntnisse in ihr Umfeld weiter, wo wie wiederum auf Anklang stoßen und weitergegeben werden und sich verbreiten – sind nicht zu unterschätzen, tragen vielmehr ganz entscheidend zur Wirksamkeit sozialer Innovationen bei. Sie sollten deshalb nicht dem Zufall überlassen, sondern gezielt angestoßen werden. Erst wenn innovative Impulse innerhalb der Einrichtung und des sie umgebenden Sozialraums möglichst breitflächig wirken und sich dauerhaft neue Handlungsroutinen und soziale Praktiken etablieren, kann man effektiv von sozialer Innovation sprechen. Beständigkeit als temporaler Aspekt von nachhaltiger Wirksamkeit von Projekten und Maßnahmen ist somit eine weitere Bedingung für soziale Innovativität.

Beständigkeit von Projekten setzt voraus, dass diese in ihrem sozialräumlichen Umfeld (in einzelnen Einrichtungen und darüber hinaus) zunächst einmal Fuß fassen. Hierfür ist es wichtig, dass sie *passgenau* an konkrete Bedarfslagen ‚vor Ort' oder im Netzwerk andocken. Eine gute Kontextanalyse und partizipative Bedarfsermittlung gemeinsam mit den Zielgruppen und beteiligten Akteur:innen sind daher unerlässlich, um das ganz konkrete sozialräumliche System, in dem man agiert, gut zu verstehen

3 Innovationen in der Tagespflege

und sich zu positionieren, um Maßnahmen und Lernprozesse zielgenau, kontextuell differenziert und evident durchführen zu können. Dabei geht es insbesondere um ein Verständnis komplexer Beziehungen einzelner Elemente im System und um eine sensible, intersektionale Differenzierung von Zielgruppen und Bedarfen. Wiederholte Evaluation und Feedback seitens der Zielgruppen und beteiligten Akteur:innen stellen sicher, dass die Passgenauigkeit der sozialen Maßnahmen sich zunehmend verstärkt und bei Veränderungen im systemischen Kontext und unter den Zielgruppen flexibel aktualisiert werden kann.

Sodann muss das Projekt auch wirklich von den Zielgruppen angenommen und übernommen, durch sie gelebt werden; es muss in seine anvisierten Sozialräume *diffundieren*. Wenn Maßnahmen nicht nur innerhalb einer Einrichtung, sondern in der Gesellschaft, an der die Tagespflege teilhat, wirken sollen, müssen sie durch sozialräumliche Öffnung, durch inter- und transsektorale Netzwerke, in diesen Sozialraum Eingang finden. Ob geographisch ‚vor Ort' (in der Einrichtung, im Quartier, in der Nachbarschaft, etc.) oder in digitalen Räumen und Netzwerken: Immer geht es um eine Wechselwirkung zwischen Projekt und Sozialraumbildung. Das Projekt regt die Bildung oder den Ausbau von Sozialräumen an, während diese wiederum das Projekt ihrerseits modifizieren. Voraussetzung für Diffusion ist, dass sich das Projekt durch gezielte Öffentlichkeitsarbeit sichtbar macht. Dabei gilt es auch, sich für diverse Zielgruppen – insbesondere auch Randgruppen wie etwa LGBTQ oder Klient:innen mit Migrationshintergrund – zu öffnen, sich ihnen gegenüber aufgeschlossen und einladend zu zeigen und dies auch nach außen sichtbar zu machen.

Hat sich das Projekt passgenau in ein anvisiertes System (eine Einrichtung, die Nachbarschaft, etc.) eingefügt, wurden durch das Projekte neue Sozialräume gebildet oder bestehende erweitert oder modifiziert, geht es darum, die Maßnahmen und sozial innovativen Prozesse zu *verstetigen*. Dazu gehört, dass Maßnahmen wiederholt oder über einen längeren Zeitraum hinweg durchgeführt oder durch passende Anschlussprojekte verstetigt werden. Soziale Netzwerke müssen langfristig gepflegt und aufrechterhalten werden. Nur so kann es gelingen, jenes in den Projekten explorativ erworbene Wissen oder die Wirkweise von Maßnahmen in neue soziale Praktiken zu überführen. Außerdem ist vorausschauende Planung mit wiederholter Kontext- und Zielgruppenanalyse notwendig. Kontinuierliche Lernprozesse erweitern Ideen und Handlungsmöglichkeiten. Das Projekt oder die Einrichtung muss in der Lage sein, sich flexibel an veränderte Rahmenbedingungen und Möglichkeiten anzupassen. Und schließlich ge-

3.2 Bedingungen innovativer Einrichtungen

hört auch Resilienz dazu – die Fähigkeit, schwierige Situationen wie Krisen, zum Beispiel die Coronapandemie, ohne dauerhafte Beeinträchtigung zu überstehen. Resilienz wiederum wird bedingt durch vorausschauende Zukunftsplanung, einen starken Sozialraum mit starkem solidarischem Gemeinschaftsgefühl, Anpassungsfähigkeit und eine engagierte, optimistische Haltung.

Beständigkeit eines Projekts für die Tagespflege kann aber auch darin bestehen, dass sich eine Idee oder eine Maßnahme in verschiedenen Einrichtungen, in verschiedenen Sozialräumen, auch über die Grenze einer Stadt oder einer Gemeinde hinaus, verbreitet und an verschiedenen Orten diffundiert und wirkt. Dann kann auch ein Projekt, das nur in einem kurzen, begrenzten Zeitraum stattfindet – wie etwa eine theaterpädagogische Maßnahme – beständig wirken, indem es sich *multipliziert*. Voraussetzung für Multiplizierbarkeit ist, dass ein Projekt oder eine Einrichtung das eigene im Rahmen innovativer Lernprozesse erworbene Wissen nicht für sich behält, sondern als Kollektivgut begreift. Dieses Wissen muss aktiv weitergegeben werden. Neben dem Wissens*erwerb* ist die Wissens*vermittlung* ein zentrales Merkmal innovativer Projekte. Es gilt, andere Einrichtungen und kommunale Akteur:innen zu schulen und zur Nachahmung anzuregen und hierfür geeignete Methoden zu entwickeln, sich Netzwerken, die den Transfer fördern, anzuschließen, oder eigene Plattformen zum Wissenstransfer zu gründen.

Anhand dieser kompakten Skizze an Bedingungen für soziale Innovativität in Einrichtungen wird auch sichtbar, wie sehr die einzelnen konstituierenden Elemente – Prozesse, Haltungen, Aspekte für Beständigkeit – sich gegenseitig bedingen und einander überschneiden. So sind ohne Empathie und eine ressourcenorientierte Haltung gegenüber den Zielgruppen Partizipation und komplexe Aushandlungsprozesse bei Werte- und Bedarfskonflikten gar nicht möglich. Umgekehrt fördern Partizipation und Konfliktfähigkeit Perspektivwechsel und Empathie. Außerdem wird Empathie durch eine Lernkultur, in der sich Akteur:innen zu diversen kulturellen, darunter auch geschlechtlichen, Hintergründen und Bedarfen ihrer Klient:innen weiterbilden, gefördert. Dies ist nur möglich in einer Wertekultur, die sich solidarisch zur Vielfalt bekennt. Lernprozesse, in Verbindung mit einer engagierten Grundhaltung und einer Kultur der Solidarität, erfordern es, dass sich Projekte agil auf neu ermittelte Bedarfe einlassen und bereit sind, sich zu verändern und anzupassen. Auf diese Weise lassen sich alle in diesem Kapitel genannten Aspekte jeweils aufeinander beziehen und mit-

3 Innovationen in der Tagespflege

einander verknüpfen. Das macht deutlich, dass zur Ermittlung der Innovativität einer Einrichtung nicht nur einzelne Bereiche schwerpunktmäßig in Betracht gezogen werden können, sondern alle Aspekte geprüft werden müssen, will man Innovativität effektiv vorantreiben.

In den folgenden Abbildungen sind die hier skizzierten Bedingungen sozial innovativer Tagespflegeeinrichtungen noch einmal zusammengefasst.

3.2 Bedingungen innovativer Einrichtungen

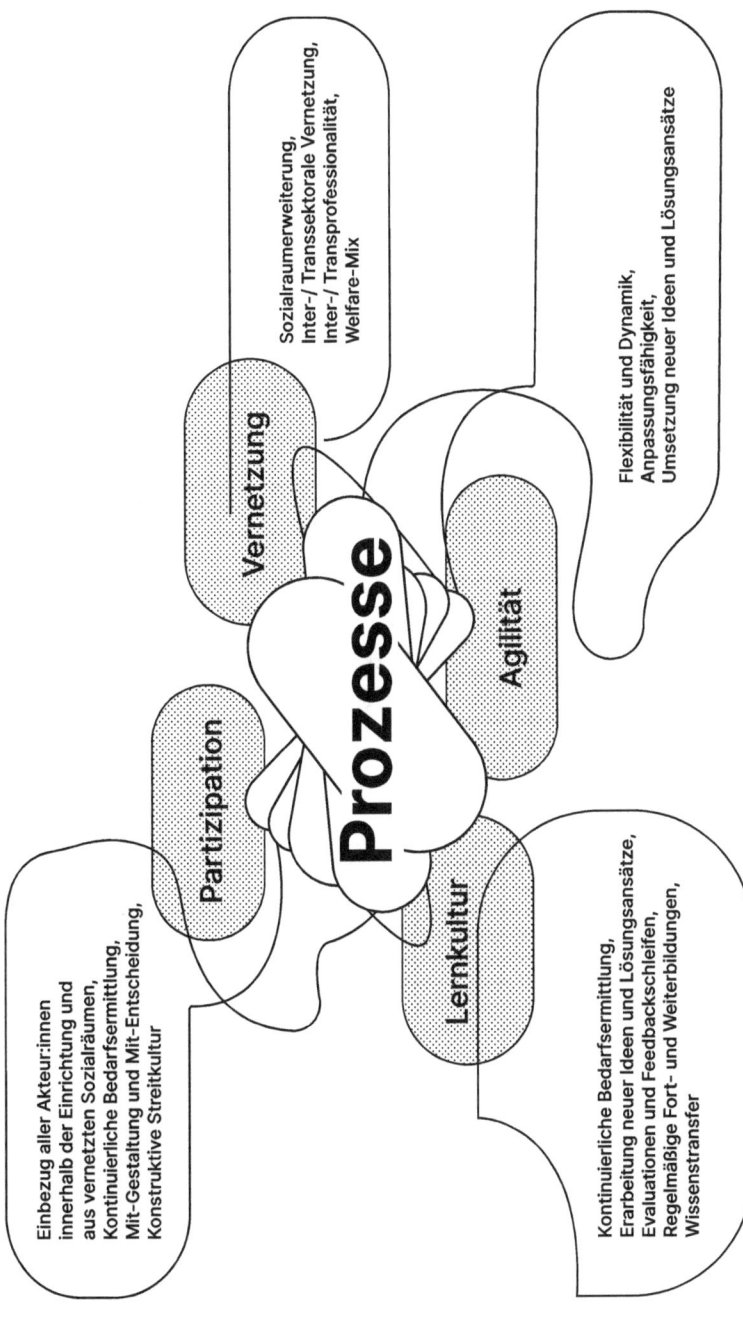

Abb. 2: Zielführende Prozesse sozial innovativer Einrichtungen

3 Innovationen in der Tagespflege

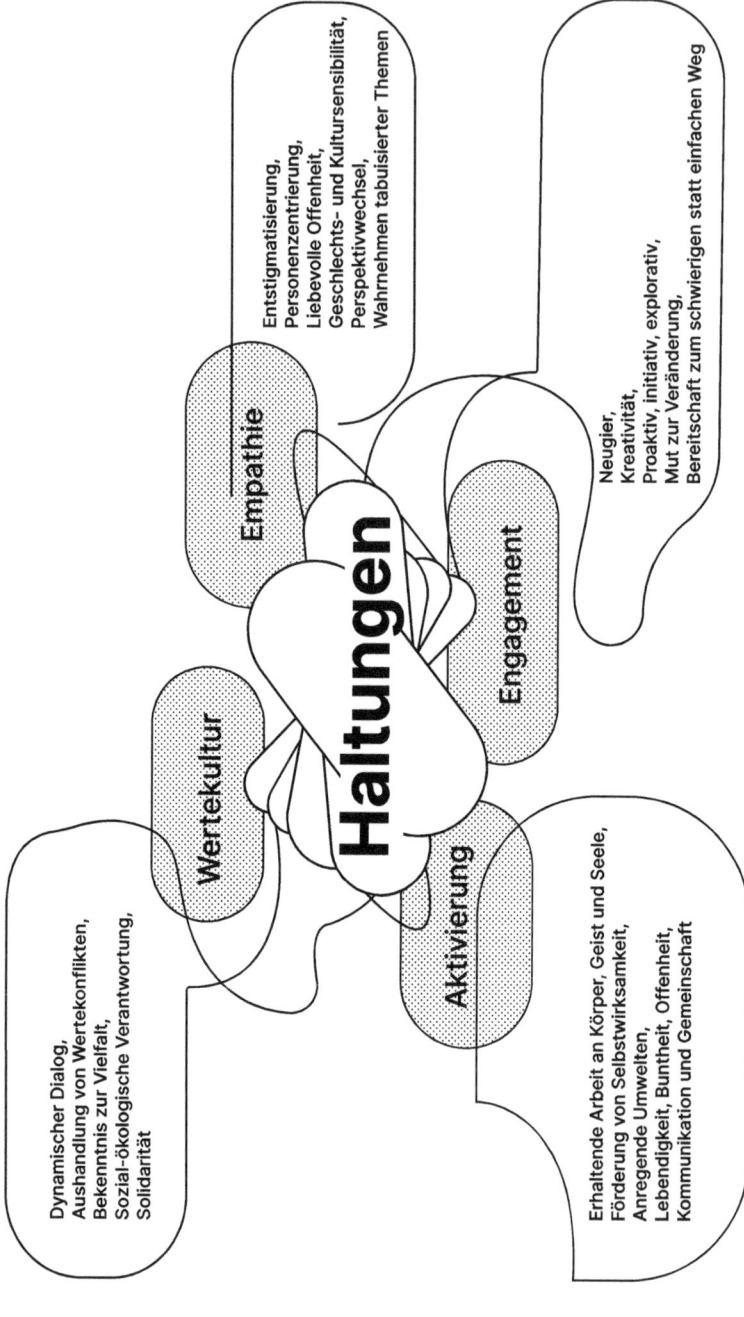

Abb. 3: Gestaltgebende Haltungen sozial innovativer Einrichtungen

3.2 Bedingungen innovativer Einrichtungen

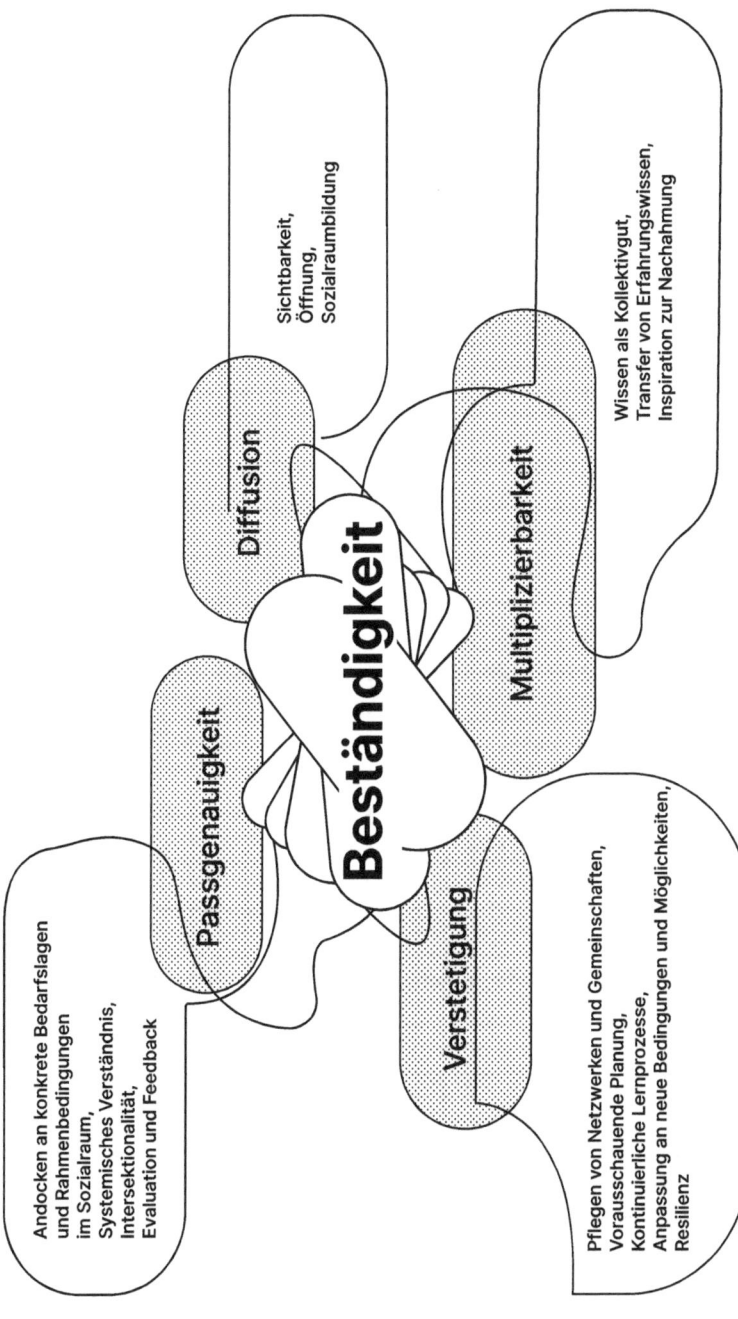

Abb. 4: Beständigkeit sozialer Innovativität in Einrichtungen

3 Innovationen in der Tagespflege

Auf welche Art und Weise lassen sich die hier skizzierten Bedingungen für soziale Innovativität in Einrichtungen nun umsetzen? Wie könnten sozial innovative Projekte für Tagespflegeeinrichtungen gestaltet sein, die jene Bedingungen umfassen? Im Folgenden werden drei Formen von Herangehensweisen, soziale Innovationen umzusetzen, näher beschrieben. *Architektur und Design, Kunst und Kultur* und *Digitalisierung* werden hier als ineinandergreifende *Modi der Daseinsgestaltung* verstanden, die die Gestalt einer Einrichtung jeweils ganzheitlich, das heißt physische, geistige und soziale Aspekte umfassend, auf innovative Weise verändern können. So entsprechen beispielsweise zentrale Aspekte der neueren Entwicklungen im Bereich Kunst und Kultur, etwa aus der Theatertheorie und -praxis oder der Museumsentwicklung (wie ‚Interaktivität', ‚Partizipation', ‚Erlebnisgeschehen', ‚Involviertheit', ‚Virtualität', ‚Multisensorik', ‚Erlebnisgeschehen') Kernaspekten sozialer Innovativität, wie sie in diesem Kapitel skizziert wurden, bieten wichtige, vielleicht visionäre, Denkanstöße. Architektur und Design einer Einrichtung kann sozial innovativ gestaltet werden, insofern zielgerichtete bauliche Maßnahmen oder Innenausstattung soziale Werte und Gesundheit aktiv fördern. Und auch digitale Maßnahmen können stark sozial innovatives Potenzial aufweisen, wenn sie nicht etwa den vermessenen Versuch unternehmen, soziale Interaktionen technokratisch ersetzen zu wollen, sondern neue Formen und Plattformen schaffen, um echte und nachhaltige Kontakte und Begegnungen zu fördern oder gar neue, innovative Formen der Introspektion und Empathieschulung ermöglichen. Alle drei Herangehensweisen können flexibel, elastisch, anpassungsfähig, entwicklungsfähig umgesetzt werden. Sie ermöglichen offene, kreative, explorative Prozesse zur Entwicklung neuer Strukturen und Handlungsroutinen, die soziale Praktiken und das soziale Miteinander verändern.

Die Ausführungen in den folgenden Kapiteln zur Umsetzung sozialer Innovationen in der Tagespflege werden durch einige Praxisbeispiele untermalt. Es sei an dieser Stelle kurz vermerkt, dass es sich bei den beschriebenen Beispielen keinesfalls um ein Ranking von *Best-of*-Projekten handelt, sondern um zufällige Funde im Rahmen des KDA-Screening-Projekts (siehe Kapitel 2), die sich eignen, um bestimmte Aspekte sozialer Innovativität gut und beispielhaft zu illustrieren, wobei sich sicherlich noch weitere, genauso geeignete Projekte finden lassen würden. Aufgrund der schieren Größe des Feldes wurde bei der Suche nach innovativen Beispielprojekten im Rahmen des KDA-Projekts keine Vollständigkeit angestrebt. Es sei dem:der Leser:in überlassen, hier gegebenenfalls weitere Beispiele für sich zu ergänzen. Die Informationen über die Projekte, die hier beschrieben werden, stammen jeweils von deren Websites oder von ergänzenden, im Text genannten Quellen und basieren nicht etwa auf eigenen Erfahrungen mit den Projekten.

3.3 Innovationen durch Architektur und Design

Architektur und Design beeinflussen Wahrnehmungen des Selbst und der Umgebung, stimulieren Sinnesreize, triggern Empfindungen oder Erinnerungen. Subtil wirken sie sich auf die sozialen Praktiken derjenigen aus, die sich in ihrem Rahmen bewegen und miteinander agieren, fördern Begegnung oder trennen Akteursgruppen, öffnen soziale Grenzen oder ziehen neue. Bauliche Maßnahmen und Innenausstattung einer Einrichtung können soziale Werte und Gesundheit also nicht nur symbolisch ausdrücken; gezielt eingesetzt können sie diese sogar aktiv fördern.

Die Zielvorstellung eines Alterns in ‚Teilhabe', ‚Selbstständigkeit' und ‚Selbstbestimmung', die dieser Untersuchung zugrunde liegt, lässt sich auch auf räumlicher Erfahrungsebene fassen: mit den Begriffen der ‚Zugehörigkeit' (*belonging*) und ‚Handlungsfähigkeit' (*agency*) (Hauderowicz & Serena, 2020, S. 84-87/ 122-125). Zugehörigkeit im Raum ist eine Erfahrungskategorie. Es geht dabei, so kann man assoziieren, um die Erfahrung von Selbst- und Mitsein in einer Gemeinschaft, die durch die räumliche Umgebung gerahmt (dabei möglichst nicht: begrenzt) und ermöglicht wird. Innerhalb dieses ‚Möglichkeitsraumes' geht es um Sehen und Gesehenwerden als ganz basale Form der Resonanz und auch um Möglichkeiten belebten, kontemplativen Alleinseins in der Umgebung. Es geht um Erfahrbarkeit der eigenen Lebendigkeit und Beständigkeit, um eine Art gegenseitige Beeinflussung von Selbst und Raum in der Wahrnehmung im Laufe der Zeit, um eine Zuschreibung von Sinn und Bedeutung der Umgebung für das Selbst. All das erzeugt ein Gefühl von Identität. *Handlungsfähigkeit* ist auch eine Erfahrungskategorie, zugleich eine Kategorie des Verhaltens. Handlungsfähig sein beinhaltet: Kontrolle über Einflüsse der Umgebung bewahren, die Angebote und Möglichkeiten des Raumes frei nutzen können, sich in den Raum einschreiben durch Teilhabe, Austausch, Mitgestaltung. Das erzeugt ein Gefühl von Autonomie. Raum wirkt sich auch auf Erfahrungen von ‚Handhabbarkeit', ‚Verstehbarkeit' und ‚Sinnhaftigkeit' aus und trägt damit zur *Salutogenese* (Antonovsky, 1997), zum individuellen Entwicklungs- und Erhaltungsprozess von Gesundheit, bei. Raum wirkt als gestaltbares

Erfahrungskonzept. Welche Wirkung Raum entfalten kann, liegt zu einem großen Teil in den Händen derer, die ihn (mit-)gestalten.

Raum kann also deutlich mehr, als rein funktional Sicherheit und Barrierearmut zu gewährleisten. In der Mehrheit der Tagespflegeeinrichtungen überwiegt aber solch ein, auch durch strenge Vorlagen eingefordertes, funktionales Dispositiv. Natürlich ist Funktionalität gerade für Menschen unterschiedlichster körperlicher und psychischer Einschränkungen, auch im Sinne der Handhabbarkeit, unabdingbar – das ist sie aber eigentlich doch für jede:n, der:die Räume und Gegenstände ‚nutzen' will. Die entscheidende Frage ist, nach welcher Norm hin Funktionalität gestaltet wird und ob dadurch ausgrenzende Mechanismen greifen. Damit aber ebenso wichtige Erfahrungen von Zugehörigkeit und Handlungsfähigkeit entstehen können, muss Raum nicht nur möglichst barrierearm, sondern auch als anregende, das heißt inspirierende, empowernde, stimulierende, Umgebung gestaltet sein. Wie lässt sich das umsetzen?

Es gibt ein Bündel internationaler Designansätze, die anstreben, Funktionalität und stimulierende Ästhetik miteinander zu verbinden. Konzepte wie ‚Universelles Design', ‚Design für alle' oder ‚Inklusives Design' haben zum Ziel, Produkte, Geräte, Umgebungen und Systeme derart zu gestalten, dass sie für so viele Personen(gruppen) wie möglich ohne weitere Anpassung oder Spezialisierung nutzbar sind. Das führt häufig dazu, dass Design so gestaltet wird, dass es auch diversen ästhetischen Ansprüchen standhält, beziehungsweise stereotype Ästhetik (etwa auf dem Altersklischee der Farb- und Einfallslosigkeit beruhend) allein schon aufgrund einer reflektiert ausdifferenzierten Diversität der Zielgruppe vermieden wird. Ansprechende Ästhetik nimmt hier also tendenziell einen höheren Stellenwert ein als bei Design, das allein für eine Randgruppe mit spezifischen Bedürfnissen bestimmt ist, wobei dann Funktionalität, beruhend auf der Gestaltidee klinisch-funktionaler Prothetik, oft überwiegt. Partizipatorische Designansätze wie ‚Co-Design', ‚Partizipatives Design', oder ‚Menschenzentriertes Design' verwirklichen ganzheitliche, personenzentrierte Ansätze durch partizipative, interaktive, transdisziplinäre Produktgestaltungsprozesse. Bei all diesen Ansätzen müssen Designer:innen ihre jeweils eigene Methode jenseits standardisierter Normierung finden und selbst neue kreative und innovative Verfahren (etwa zur Mitgestaltung anregende Forschungs-Kits für Nutzer:innen) entwickeln. Partizipatorische Prozesse, durch Bedarfsermittlung, Feedbackschleifen, Mitgestaltung, führen zu einem tieferen Verständnis von Bedarfen und Nutzungserfahrungen (Kajita, 2020). ‚Universelle' und ‚partizipatorische' Designansätze jenseits standardisierter Nor-

3.3 Innovationen durch Architektur und Design

mierungsverfahren können auch in Tagespflegeeinrichtungen sozial innovativ eingesetzt werden. Zur Anschaulichkeit lassen sich einige Praxisbeispiele für Designansätze aufführen, die die Tagespflege inspirieren können.

Da gibt es zum Beispiel ein sogenanntes therapeutisches ‚Klangkissen', das von der dänischen Firma *inmutouch* (*inmu* steht für ‚interaktive Musik') entwickelt wurde.[15] Das multisensorische Design des Kissens – Stoff, Haptik, immer neue Klänge, die erst durch Bewegung des Kissens erzeugt werden – soll laut Angaben auf der Website der Emotionsregulierung und sensorischer Stimulation des Gehirns dienen. Im Sinne universellen Designs ist das Kissen nicht auf eine bestimmte Zielgruppe ausgerichtet, sondern nach Angaben auf der Website prinzipiell für jede:n geeignet. Menschen mit Demenz könnten es ebenso nutzen wie Menschen mit Schlafstörungen, Ängsten, Stress und psychischen Problemen, hyperaktive Kinder ebenso wie sterbende Menschen in einem Hospiz. Es sei auch zur nonverbalen Kommunikation, insbesondere in schwierigen und konfliktreichen Pflegesituationen, geeignet. Das Klangkissen wurde von Ingenieur:innen, einer Designerin und einem Komponisten entwickelt. Designerin Emilie Wiehe beschäftigt sich nach eigenen Angaben seit längerer Zeit mit der sensorischen Wirkung von Materialien, Komponist Asger Steenholdt mit Zusammenhängen zwischen Musik, Gesundheit und Lebensqualität.[16] Mit dem Klangkissen sollen Schönheit, Sinnlichkeit und Funktionalität in einem Gegenstand miteinander verbunden werden. Die Wirkung des Kissens in verschiedenen Anwendungsbereichen lässt sich nach Angaben auf der Website durch erste noch nicht abgeschlossene Studien, darunter eine Demenz-Studie, wissenschaftlich belegen.[17] Filmisches Material auf dem Youtube-Channel der Firma zeigt, wie bei Menschen mit Demenz durch den Einsatz des Kissens mehr Lebendigkeit sichtbar wird, Persönlichkeit aufblitzt – was sich in Sprache, Mimik und Gestik der Nutzer:innen ausdrückt.[18]

Als Inspiration für ‚universelle' Inneneinrichtung mit Fokus auf ansprechender Ästhetik kann die Design-Kollektion *No Country for Old Men* des italienisch-singapurischen Designerduos *Lanzavecchia + Wai* angeführt

---

15 https://inmutouch.com/de/, Zugriff am 29.05.2023.
16 https://www.youtube.com/watch?v=Ml0LZDFuNYU, Zugriff am 29.05.2023.
17 https://inmutouch.com/de/evidenz/, Zugriff am 29.05.2023.
18 https://www.youtube.com/channel/UCcQmouJp1q539bRzN-P1clg, Zugriff am 29.05.2023.

werden.[19] Für diese Kollektion wurden alltägliche Gebrauchsmöbel und Gegenstände unter Berücksichtigung altersspezifischer (aber damit auch andere Personengruppen betreffende) Einschränkungen entwickelt, die nicht rein funktional, klinisch, prothetisch aussehen. Mit Elementen wie Holz und Marmor fügen sich die Möbel in Innenräume ein, ohne wie medizinische Fremdkörper zu erscheinen. Sie sollen so dazu beitragen, Entfremdungsgefühle und Persönlichkeitsverlust im Alternsprozess zu verhindern. Zur Kollektion gehören Stühle, die nicht kippen können, Spazierstöcke mit integrierten Gegenständen wie Papiereimer oder Tabletts, oder Leselampen. Die Kollektion wurde für Privatwohnungen entwickelt – aber derartige Möbellandschaften können auch institutionelle Einrichtungen dazu inspirieren, sich über die Integration altersfunktionaler und zugleich ästhetischer Möbel und Gegenstände im Sinne universellen Designs jenseits von Standardausstattungen Gedanken zu machen und im Rahmen der eigenen Möglichkeiten umzusetzen. Hier geht es auch um sensorische Stimulation und ‚Aktivierung'. Untypische Farben und ungewohnte Formen sind, insbesondere in institutionellen Einrichtungen, vielleicht gewöhnungsbedürftig, irritierend – führen aber dadurch auch zum Innehalten, zur Aufmerksamkeit und Achtsamkeit. Sie können, ganz unbewusst, Reflektion und Kreativität anregen. Vielleicht können unterschiedliche Räume unterschiedlich gestaltet werden – um verschiedene Geschmäcker zu treffen, Gewohnheiten zu durchbrechen, Abwechslung zu gewähren.

Eine vergleichbare Zielsetzung, aber aus dem Bereich der Palliativpflege, verfolgt die Designerin Bitten Stetter mit ihrem Unternehmen *Final Studio* aus Zürich.[20] Im Kontrast zum unpersönlichen, sterilen Design von Produkten aus dem Bereich der Palliativversorgung und einer damit verbundenen untröstlichen Atmosphäre am Lebensende soll ihr Design nicht nur sinnlich stimulieren, sondern auch gezielt zu einer emphatischen und kommunikationsfreudigen Umgebung beitragen. Ihre Designprodukte für Spital- und Pflegesettings sollen laut Angaben auf der Website Ästhetik mit Funktionalität, Pflege mit Fürsorge verbinden und zwischenmenschliche Beziehungsarbeit fördern. Dabei richten sich die personenzentrierten Designprodukte nach spezifischen Wünschen der Nutzer:innen; auf der Website können Interessenten Produkte nach ‚Bedürfnis' filtern. So kann man beim Stöbern auf der Seite beispielsweise auf ein Würfelset stoßen, das als Kommunikationshelfer für Pflegepersonen zum Reden über schwierige

---

19 https://www.lanzavecchia-wai.com/work/elderly-furniture/, Zugriff am 29.05.2023.
20 https://finally.design/, Zugriff am 29.05.2023.

Themen wie Schmerzen und Sterben entwickelt wurde, auf ein Mobile für das Krankenbett, an das Angehörige und Besucher:innen persönliche Nachrichten anheften können, eine Bettbox als Accessoire für den Wohnraum des Bettes, wenn der typische Pflegenachttisch den Bedürfnissen schwerstkranker Menschen nicht mehr entspricht, oder ein Baldachin zur Schaffung eines Rückzugsraums in Pflegesettings. Entstanden sind all diese Produkte in transdisziplinären Forschungssettings. Laut Angaben auf der Website begreift sich *Final Studio* als Marke, Forschungswerkstatt und Denkatelier, in dem ein Expert:innenkollektiv aus Forscher:innen, Designer:innen und Produzent:innen sowie Freiwillige und Fachpersonen multiperspektivisch zum Thema Krankheit und Sterben forschen. Teile des Teams arbeiten als Forschende oder Freiwillige in Pflegesettings. Über die Designproduktion hinaus werden laut Angaben auf der Webseite wissensvermittelnde Workshops angeboten. Wirksamkeit/Evidenz, Bedarfsgerechtigkeit und auch die Akzeptanz von Produkten wird hier also nicht erst nachträglich festgestellt, sondern bereits im Prozess selbst durch wissenschaftliche Forschung, partizipative Prozesse und Evaluationsschleifen erhoben und agil angepasst.

So können auch im Bereich Design prozessuale Bedingungen für Innovativität (vgl. Abb. 2: ‚Partizipation', ‚Lernkultur', ‚Vernetzung', ‚Agilität') umgesetzt werden. Dieser Gestaltungsprozess kann Tagespflegen dazu inspirieren, sich in die Entwicklung von Ausstattung und Design ihrer Einrichtung stärker zu involvieren und eine Lernkultur partizipativer Entwicklungs- und Gestaltungsprozesse zu generieren. Er kann dazu inspirieren, mehr wissenschaftliche Forschung aus diesem Bereich – etwa zur stimulierenden Wirkung von Formen und Farben, oder auch Musik, Licht oder Gerüchen – in die Gestaltung innovativer Tagespflegen einfließen zu lassen und interprofessionellen und intersektoralen Wissenstransfer anzustoßen. Als ein weiteres Beispiel für solch einen Prozess kann das von der Schweizerischen *Age*-Stiftung geförderte Projekt *oHealth – olfaktorische Wahrnehmungen für das Wohlbefinden* am Department Design der *Zürcher Hochschule der Künste* (ZdHK) genannt werden, das die Bedeutung von Gerüchen auf das subjektive Wohlbefinden an Orten, wo Pflege stattfindet, untersucht.[21] Neben der Forschungsarbeit verfolgt das Projekt nach Angaben auf der Website der *Age*-Stiftung das Ziel, niedrigschwellige Interventionen im Umgang mit olfaktorischen Wahrnehmungen in Einrichtungen

---

21 https://www.age-stiftung.ch/foerderprojekt/ohealth-olfaktorische-wahrnehmungen-fuer-das-wohlbefinden/, Zugriff am 29.05.2023.

3 Innovationen in der Tagespflege

zu entwickeln, umzusetzen und zu evaluieren und Erkenntnisse an interessierte Alters- und Pflegeeinrichtungen und Fachkreise weiterzuvermitteln.

Als ein Beispiel für eine vielleicht besonders radikal wirkende, jedenfalls konsequent normenüberschreitende und ganzheitlich wissenschaftliche Erkenntnisse umsetzende Gestaltung ‚universellen' Designs können die in der westlich von Tokyo gelegenen Stadt Mitaka befindlichen *Reversible Destiny Lofts* der Künstler:innen Madeline Gins und Shusaku Arawaka angeführt werden.[22] Von 1963 bis 1973 arbeitete das Duo in einem Forschungsprojekt namens *The Mechanisms of Meaning* und 1980 gründete es die gemeinnützige *Architectural Body Research Foundation* (ABRF), in der ein multidisziplinäres Künstler:innen- und Architekt:innenteam sich mit experimenteller Biologie, Neurowissenschaften, Quantenphysik, experimenteller Phänomenologie oder Medizin beschäftigt, um wissenschaftliche Erkenntnisse und künstlerisches Schaffen zu vereinen. Ziel ist es, auszuloten, inwiefern Architektur untrennbar mit Körper- und Sinneswahrnehmungen verknüpft ist und darauf Einfluss nehmen kann.[23] Die Forschung stellte nach Angaben auf der Website wissenschaftliche Grundlage und Inspiration für verschiedene Designprojekte des Duos dar, wodurch wissenschaftliche Erkenntnisse und künstlerisches Schaffen vereint und ästhetisch ansprechende und zugleich evidenzbasierte Architektur entstehen sollte. So basieren auch die *Reversible Destiny Lofts* auf dieser Forschung, um mittels Architektur und Design Einfluss auf die Daseinserfahrung und Lebensgestaltung der Menschen zu nehmen. Laut Angaben auf der Website sollen die teils privat, teils öffentlich genutzten neun zusammengesetzten Wohneinheiten ein Gefühl von Zeit- und Endlosigkeit des Lebens erzeugen. In den verschiedenen, jeweils ganz unterschiedlich ausgestatteten und designten Räumen sollen die eigene Körperlichkeit und daran geknüpfte Ressourcen fühlbar gemacht und herausgefordert werden – und zwar im Sinne der universalistischen Grundhaltung über den Zeitraum einer ganzen Lebensspanne hinweg, von der Kindheit bis zum hohen Alter. Manche der Räume eignen sich vielleicht besser für Dreijährige und ihre körperlichen und geistigen Voraussetzungen, andere für Hochaltrige. So soll in den Räumen im Verlauf der Lebenszeit spürbar werden, wie sich der eigene Körper und die eigenen Kapazitäten verändern – nicht im Sinne eines Verfalls, sondern eines Zugewinns an Fähigkeiten: *reversible destiny*, oder, mit einem hier verwendeten Fach-

---

22 http://www.rdloftsmitaka.com/about_e/, Zugriff am 29.05.2023.
23 https://archeyes.com/reversible-destiny-lofts-madeline-gins-and-shusaku-arakawa/, Zugriff am 29.05.2023.

begriff: Rehabilitation. Durch knallbunte Farben, ungewöhnliche Formgebung (zum Beispiel wellenförmige Betonböden, mit Hubbeln übersät) und normensprengendes Design (gewohnte Formate werden hier buchstäblich auf den Kopf gestellt: Stangen und Leitern verbinden Boden und Decke an unerwarteten Stellen, Steckdosen hängen von oben herab, die Decke wird zum neuen Abstellplatz für Gegenstände...) sollen Besucher:innen und Bewohner:innen multisensorisch stimuliert werden. Die Verfremdung gewohnten Designs soll operative Prozesse und koordinative Vorgänge in Denken und Verhalten zu Bewusstsein bringen, wodurch potenziell, so die Annahme, mehr Souveränität über jene kognitiven Prozesse erlangt werden kann. Auch dies könnte *reversible destiny* bedeuten: den Anstoß zu einer selbstbestimmten Grundeinstellung gegenüber dem eigenen Denken, was kreativ-schöpferische Prozesse aktiviert.

Eine solche gezielte Anpassung unterschiedlicher Räume an unterschiedliche oder sich verändernde Ressourcen, Interessen und Fähigkeiten von Menschen könnte Einrichtungen dazu inspirieren, die Gestaltgebung ihrer eigenen Räume zu variieren, um unterschiedliche Klient:innen mit diversen Interessen und Bedürfnissen gerecht zu werden oder auch Gästen, die über einen längeren Zeitraum die Einrichtung besuchen, über den zeitlichen Verlauf und daran geknüpfte körperliche und geistige Veränderungen hinweg immer wieder neue geeignete Räume bieten zu können. Als Beispiel für eine vielseitige Raumgestaltung kann etwa die Berliner Tagespflege, Kultur- Begegnungsstätte *hoffmannsgarten* angeführt werden: hier gibt es eine Bibliothek, einen vielseitigen Kreativraum, einen Aufenthaltsraum mit Klavier zum Musizieren, einen Ruheraum und einen Kräutergarten.[24]

Neben Elementen der ‚Diversität' (unterschiedliche Räume für unterschiedliche Zielgruppen/ Funktionen) kann im Sinne der Universalität auch quasi gegenteilig vorgegangen werden und die Nutzung des Raums möglichst offengehalten werden, was Eigeninitiative und Kreativität der Nutzer:innen fordert und zugleich mehr Möglichkeiten individueller Bedeutungs- und Sinnzuschreibung bietet. Der niederländische Architekt Herman Hertzberger hat hierfür das Konzept der ‚Polyvalenz' geprägt (vgl. Hauderowicz & Serena, 2020, S. 178-188). Die sphärisch anmutenden Räume in den *Reversible Destiny Lofts* (im Inneren eines Raumschiffs? einer postmodernen Höhle? der Verkörperung eines individuellen mnemopoetischen Gedächtnisraums?...) sind in diesem Sinne ‚polyvalent', das heißt jenseits primär vorgegebener Funktionen, gestaltet. Durch ‚polyvalentes

---

[24] https://www.hoffmannsgarten.de/, Zugriff am 29.05.2023.

Design' wird eine eindeutig suggerierte Nutzungsfunktion abgelehnt. Wer etwa die rot leuchtende, höhlenartige Ausbuchtung in einem der Zimmer in den *Reversible Destiny Lofts* betritt, muss sich erst fragen, wie er diesen Raum nutzen will: Zum stillen Meditieren? Zum Unterhalten oder Spielen in einer kleinen Gruppe? Zum Verstauen von Gegenständen? Zum Arbeiten? Und wie bewegt man sich oder wie ruht man darin? Dem liegt eine bestimmte Haltung zugrunde: Mut und vielleicht ein wenig Ungehorsam gehören dazu, da die Auflösung fester Normen und Standards immer auch ein Akt des Widerstands ist – was dann aber Potenzial zum Neu- und Umdenken, zu Selbsterfahrung und transgressiver Kreativität bietet. ‚Polyvalente' Räume fordern dazu auf, von den Gästen selbst erobert zu werden (statt etwa braves Stuhlsitzen zu verordnen) und fördern auf subtile aber einflussreiche Weise Selbstständigkeit und Selbstbestimmung, indem sie explorative Selbst- und Welterkundung anregen. ‚Polyvalentes Design' kann Kreativität, Selbsterfahrung und die intrinsische Motivation zum Neu- und Umdenken, zur innovativen Gestaltung fördern, was nicht zuletzt Teil freier Persönlichkeitsentfaltung ist.

Man kann sich eine Tagespflegeeinrichtung einmal metaphorisch als einen Spielplatz vorstellen. Es müsste aber eine Art Abenteuerspielplatz sein, zur freien, nicht regulierten Nutzung, der nur offenen Rahmen und gegebenenfalls Sicherheitsmaßnahmen gewährleistet – und kein standardisierter Gerätespielplatz mit häufig einer bestimmten exklusiv-exkludierten Zielgruppe, wie sie für Kinder, aber auch als spezielle umzäunte ‚Seniorenspielplätze' in vielen Städten gebaut werden und durch ihre normierten, eine dominierende Funktion suggerierenden Geräte viel weniger Kreativität und freie Entfaltung anregen (Hauderowicz & Serena, 2020, S. 166 f.). Die metaphorische Gegenüberstellung eines solchen normierten Gerätespielplatzes mit der Idee eines polyvalenten Abenteuerspielplatzes drückt zwei entscheidende und alle Gestaltungsprozesse umfassende grundverschiedene Haltungen in Einrichtungen aus. Dabei soll die Metapher des Spielplatzes mehr als nur Spaß suggerieren: Frei nutzbare, nicht zu stark regulierende, ein durchaus ganz ernsthaftes, schöpferisches ‚Spiel' stimulierende Räume können – wie es dem Wesen des *homo ludens*, des sich in der spielerischen Überschreitung gesellschaftlicher Normen und Gewohnheiten zur gemeinschaftlichen Kulturbildung entfaltenden Menschen (Huizinga, 1987) entspräche – bereits erste Basis für eine selbstregulierte und intrinsische Gestaltung einer neuen und innovativen Kultur des Miteinanders sein.

3.3 Innovationen durch Architektur und Design

Eine solche Kultur des Miteinanders beschränkt sich nicht nur auf die Einrichtung selbst, sondern umfasst auch die Interkation der Menschen in der Tagespflege mit jenen aus dem Sozialraum. Wie diese Interaktion vonstattengehen kann – ob sie gefördert oder verhindert, ermöglicht oder erzwungen wird – ist nicht nur eine Frage des Netzwerkens und der Gestaltung von Aktivitäten, sondern kann auch eine Frage von Architektur sein. Hier geht es um die Gestaltgebung räumlicher Grenzen. Das betrifft bereits die Standortfrage: Soll die Institution abseits des städtischen Lebens errichtet werden, oder mitten in der Stadt, wo Kontakt zu Anwohner:innen besteht? In einer RBB-Reportage schildert Sandra Hoffmann, Gründerin der Berliner Tagespflege, Kultur- und Begegnungsstätte *hoffmannsgarten*, gegen welchen zunächst vehementen Widerstand von Vermieter:innen und Anwohner:innen sie einen Ort mitten im Kiez gesucht hatte. „Wir wollen zeigen, dass wir weiterhin ein Teil der Gesellschaft sind", so Hoffmann in der Reportage.[25]

Wird eine Tagespflege als Teil der Gesellschaft konzipiert, müssen Kontaktzonen zwischen Einrichtung und Umgebung entstehen. Sie können architektonisch durch fluide Übergangsbereiche zwischen Äußerem und Inneren der Einrichtung angeregt werden. So könnten beispielsweise halböffentliche und öffentliche Räume im Kontext der Einrichtung und des umgebenden Quartiers, die zur Diffusion zwischen Innen- und Außenwelt führen, konzipiert werden, oder einladende Eingangsbereiche zum Sitzen und Verweilen für Gäste der Einrichtung und jede:n, die:der vorbeiläuft. Im Kontext der Coronapandemie wurden beispielsweise im niedersächsischen *DRK-Pflegeheim Dorum* Strandkörbe und Holzhütten vor dem Eingang des Gebäudes aufgestellt, um sichere Kontakte zwischen Bewohner:innen und Besucher:innen in einladender Umgebung ermöglichen zu können (ein gutes Beispiel dafür, wie Krisen die Kreativität fördern können).[26] Dabei können insbesondere spontane, ungeplante Begegnungen Kontakte hervorbringen, die als besonders bedeutungsvoll erlebt werden, wie es der niederländische Architekt Herman Hertzberger mit seinem Konzept des *In-Between* beschreibt (Hauderowicz & Serena, 2020, S. 78). Solche architektonisch geförderten Kontaktzonen tragen zur gesellschaftlichen Teilhabe älterer Menschen in Einrichtungen bei. Dabei bleibt der Grad an Kontaktaufnahme im Gegensatz zu organisierten Begegnungen den Menschen jeweils selbst überlassen, was Hauderowicz und

---

25 Siehe: https://www.hoffmannsgarten.de/, Zugriff am 29.05.2023.
26 https://www.bagso.de/themen/pflege/geras-preis-2021/, Zugriff am 29.05.2023.

3 Innovationen in der Tagespflege

Serena mit dem Begriff der ‚Elastizität' (*elasticity*) fassen: dem Potenzial räumlicher Umgebungen, individuelle Kontakte verschiedener Art je nach persönlichen Bedürfnissen und auch individuellen Fähigkeiten (zwischen offensivem Aufeinanderzugehen und stillem Beobachten, zwischen Ruhen und Tätigsein) zu fördern, ohne sie zu forcieren (Hauderowicz & Serena, 2020, S. 51ff). ‚Selbstbestimmung' wird gewahrt, ‚Selbstständigkeit' auch bei Einschränkungen möglichst weit gewährleistet. Die Gestaltung ‚fluider' Grenzen und ‚elastischer' Kontaktzonen zwischen Innen- und Außenwelt der Einrichtung trägt zur selbstbestimmten gesellschaftlichen Teilhabe von Tagespflegegästen bei.

Als Beispiel für ‚Elastizität' kann das Konzept eines öffentlichen Quartiersladens als Teil des genossenschaftlichen Wohnprojekts *Zusammen_h_alt* zum Wohnen im Alter(n) in Winterthur genannt werden.[27] Der Unverpackt-Laden *Zahredli* (heute neu organisiert als *LadenBistro Tössfeld*, ein Arbeitsintegrationsprojekt der Stiftung *Netzwerk*) wurde ursprünglich durch ältere Bewohner des Quartiers genossenschaftlich organisiert. Auf dem Areal, wo das Wohnprojekt und der Laden umgesetzt wurden, wurden nach Angaben auf der Website der *Age*-Stiftung mittels partizipativer Entscheidungsprozesse zahlreiche Gemeinschaftsräume geschaffen, die teils privat, teils halböffentlich und teils öffentlich genutzt werden.[28] Ein solches Quartierskonzept könnte eine Tagespflege dazu inspirieren, zu reflektieren, wie sie sich in ihrer Nachbarschaft integrieren kann und welche Möglichkeiten der halböffentlichen und öffentlichen Nutzung von Räumen sich trotz enger normativer Vorgaben vielleicht ergeben können. Die Einrichtung *hoffmannsgarten* hat sich beispielsweise für eine schichtweise Nutzung ihrer Räume als Tagespflege tagsüber, als offene „Kultur- und Begegnungsstätte" für alle Interessierte nach den Schließzeiten entschieden.[29] Und vielleicht könnte auch die gezielte Gestaltung der Wegstrecke von Fahrdiensten – mit einem Zwischenhalt an Orten städtischen Lebens – zu dynamisch erweiterten ‚elastischen' Kontaktzonen führen.

Genossenschaftliche Quartierskonzepte wie jenes auf dem Winterthurer Areal bieten darüber hinaus Inspiration für demokratische Entscheidungsprozesse. Auch bei der Errichtung architektonischer Kontaktzonen stellt ‚Partizipation' Dreh- und Angelpunkt der Gestaltungsprozesse dar (Hau-

---

[27] https://www.age-stiftung.ch/foerderprojekt/ladenbistro-toessfeld-als-teil-des-wohnprojekts-zusammen-h-alt/, Zugriff am 29.05.2023.
[28] https://www.age-stiftung.ch/foerderprojekt/zusammen-h-alt-gemeinschaftlich-wohnen-in-der-zweiten-lebenshaelfte/, Zugriff am 29.05.2023.
[29] Siehe: https://www.hoffmannsgarten.de/angebot/, Zugriff am 29.05.2023.

derowicz & Serena, 2020, S. 106 f./ S. 146 f./ S. 220 f.). Schließlich müssen zunächst unter allen Beteiligten Bedarfe ermittelt werden, wie das Quartier ausgestaltet sein und welche Personengruppen dort überhaupt zusammentreffen sollten. In interdisziplinärer, intersektoraler Zusammenarbeit, etwa durch Mitarbeiter:innen und Klient:innen der Einrichtungen, Architekt:innen, Quartiersarbeiter:innen, usw., werden dann Lernprozesse angeregt (Fort- und Weiterbildungen, Kooperation mit Hochschulen, Beratung und Coaching, Selbstlernprozesse, usw.), um Lösungen zu erarbeiten, wie kreative Ideen und sozial innovative Ansprüche an Architektur und Design in Einklang mit normativen Richtlinien für Tagespflegeeinrichtungen und mit den körperlich-psychisch-sozialen Bedarfen, Wünschen und Ressourcen der Klient:innen und beteiligten Akteur:innen gebracht werden können. Die Lernprozesse können mittels innovationsfördernder, kreativer Methoden wie *Design thinking* bereichert werden. Eine schrittweise Erstellung von Pototypen ermöglicht innerhalb der komplexen partizipativen Prozesse ein exploratives, flexibles und agiles Vorgehen. Konkrete Gestaltungsideen und Ansätze könnten auch beispielsweise über regionale Designwettbewerbe gefördert werden.

Die ersten Schritte der Gestaltung können auch ganz niedrigschwellig umgesetzt werden. Auch etwa die Gestaltung eines offenen, einladenden Eingangsbereich der Einrichtung als Kontaktzone mit vorbeilaufenden und womöglich kurz verweilenden Passanten kann bereits große Wirkungen erzielen. Hauptsache, man fängt einmal an. Wie in allen hier geschilderten Lernprozessen kommt es vor allem darauf an, dass sich eine Einrichtung Schritt für Schritt auf den Weg zur Veränderung macht und vor allem ein Bewusstsein dafür entwickelt, welchen Einfluss Architektur und Design auf die Lebensqualität der Klient:innen hat. Denn sozial innovative bauliche Gestaltung und Innenausstattung wirken sich, wie gezeigt wurde, auf nicht zu unterschätzende Weise auf soziale Praktiken innerhalb einer Einrichtung aus und damit auf Aspekte der ‚Teilhabe', ‚Selbstständigkeit' und ‚Selbstbestimmung'. Sie können entscheidend zur Gestaltung anregender Umwelten, zur Aktivierung und Gewährung ‚freier Persönlichkeitsentfaltung' beitragen.

Das heißt auch, dass Architektur und Design maßgeblich Einfluss auf die Selbst- und Fremdwahrnehmung der Tagespflegegäste haben, was wiederum deren Lebensqualität entscheidend beeinflusst. Architektur und Design spiegeln die Alternsbilder wider, die eine Einrichtung vertritt. Eine

3 Innovationen in der Tagespflege

innovative Einrichtung, die ihrer Verantwortung gerecht wird, an der Disposition neuer kultureller Alternsbilder mitzuwirken, gestaltetet ihre Öffentlichkeitsarbeit (Fotos, Farben, Layout, Sprache, usw.) so, dass sich in ihr dynamische, ressourcenorientierte, diversifizierte Alternsbilder sichtbar machen. Inspirieren lassen kann sie sich von verschiedensten Projekten, die sich mit kulturellen Alternsbildern auseinandersetzen – etwa durch Projekte aus der *Diversity*-Bewegung, durch künstlerische Projekte, wie die exzentrischen Fotos des Street-Style Blogs *Advanced Style* des New Yorker Künstlers und Autors Ari Seth Cohen[30], durch Kampagnen, wie die Ausstellungsinitiative *Altersbilder* des Bundesministeriums für Familie, Senioren, Frauen und Jugend (BMFSFJ)[31]. Wie die Karikaturen jenes Programms zeigen, kann Humor ein wirksames Mittel zur Sprengung überkommener Bilder und Klischeevorstellungen sein und zu einem leichteren Umgang mit dem Altern führen.

Abb. 5 fasst die hier skizzierten Ansätze aus Architektur und Design, die auf kreative und innovative Weise zur Förderung von ‚Zugehörigkeit' und ‚Handlungsfähigkeit' als räumliche Analogien der ‚Teilhabe', ‚Selbstbestimmung' und ‚Selbstständigkeit' beitragen, noch einmal zusammen.

---

30 https://www.advanced.style/, Zugriff am 29.05.2023.
31 https://www.programm-altersbilder.de/, Zugriff am 29.05.2023.

3.3 Innovationen durch Architektur und Design

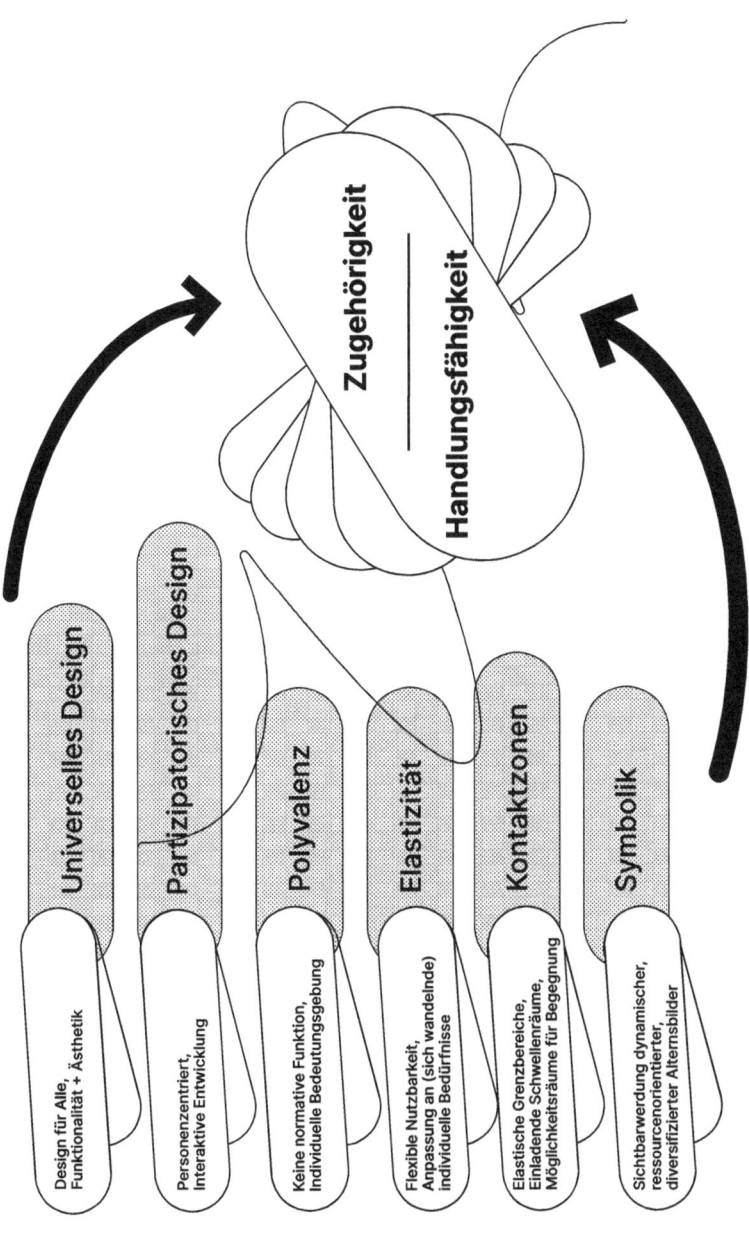

Abb. 5: Innovationen in der Tagespflege durch Architektur und Design

3 Innovationen in der Tagespflege

3.4 Innovationen durch Kunst und Kultur

Es wurde nun umrissen, inwiefern Architektur und Design den baulichen Grundriss und die (auch tiefenwirksame) Oberflächenaura einer Einrichtungsumgebung darstellen, in der soziales Miteinander stattfindet. Bauliche Gestaltung kann soziale Praktiken triggern; in ihrem Rahmen ereignet sich dieses Miteinander spontan, selbstreguliert, zufällig. Und weil sie intrinsisch motiviert sind und ausschließlich individuellen Sinn und Bedeutung tragen, stellen diese spontanen Kontakte und Begegnungen wohl auch immer mit eine der wesentlichsten Erfahrungen für Zugehörigkeit dar. Zusätzlich kann Kontakt natürlich auch gezielt organisiert werden – sei es, um sozial zurückhaltenden Gäste Erfahrungen des Miteinanders zu ermöglichen, sei es, um (zum Beispiel intergenerationelle) Personengruppen, die sich aufgrund räumlicher, organisationaler oder habitueller Gegebenheiten der Einrichtung und der Umgebung spontan nicht treffen würden, zusammenzuführen, oder sei es, um *Kontakte und Miteinander der besonderen Art* experimentell zu fördern.

Kontakte und Miteinander der besonderen Art soll hier keine Bewertung ausdrücken, sondern ein bestimmtes Setting gemeinschaftlicher Handlungen beschreiben, die als *außerhalb des Alltäglichen* wahrgenommen werden, in festem (zeitlichem und räumlichem) *Rahmen* stehen, *eigenen Regeln* gehorchen. Es geht um gemeinsames *Spielen* nach Johan Huizingas Konzept des *Homo ludens* (vgl. Huizinga 1987, S. 22). Ein solches Spielen hat, wird es ernsthaft und leidenschaftlich betrieben, mit dem achtlosen Ziel eines ‚Ruhigstellens durch Beschäftigung', wie es in vielen Einrichtungen vorherrscht (dadurch gar nicht weit vom ‚Still-Satt-Sauber-Sicher'-Dispositiv entfernt), nichts gemein. Im Spielen können außerhalb gewohnter Regeln und Normen, aber innerhalb vereinbarter Spielregeln, neue Sinnzusammenhänge und individuelle und gemeinschaftliche Erfahrungswelten erzeugt werden. Es hat schöpferisches und gemeinschaftsbildendes Potenzial. Durch seine Spannung, sein In-den-Bann-ziehen, durch ritualisierte Wiederholung, stimuliert und aktiviert das Spiel, fördert Kreativität und schöpferische Betätigung. Sein durch zeitliche und räumliche Abgrenzung von der Alltagswelt und durch eigene, über Spielregeln vereinbarte, Logik erzeugter exklusiver Charakter ist *experimenteller Natur*. Zur innovativen Überführung der Potenziale des Spiels in die sozio-kulturelle Praxis können hier die Projekte der interdisziplinären Forschungs- und Entwicklungsplattform *gamelab.berlin* auf Basis der kulturtheoretischen These eines ‚Zeitalters des Spiels' zur Inspiration dienen.[32]

3.4 Innovationen durch Kunst und Kultur

Es wurde im Kapitel 3.2 zu den Bedingungen innovativer Einrichtungen beschrieben, inwiefern soziale Innovationen in Tagespflegeeinrichtungen nicht als Neuverordnung eines standardisierten Pflege- und Betreuungsprogramms gedacht werden können, sondern dass es um eine ganzheitliche Reform der Einrichtung geht, man könnte sagen: um die Entwicklung einer neuen *Kultur des Zusammenlebens*. Wenn nun Spiel nicht nur als reines Zufriedenstellen durch Beschäftigung von oben herab ‚verordnet' wird – sondern wenn es sich vom alltäglichen Geschehen abhebt, in den Bann zieht, geistig stimuliert, indem es Denken und Fantasie herausfordert und reizt, wenn gar die Entwicklung der Art und Weise des Spiels selbst zum Spiel wird, das heißt, wenn die Spielregeln, die Bedingungen der exklusiven Gemeinschaft, gemeinschaftlich reflektiert und agil konstruiert werden – dann hat dieses *homo-ludische* Spiel das Potenzial, neue Gemeinschaftserfahrungen zu erzeugen und zugleich die Bedingungen für Gemeinschaftlichkeit selbst (die Spielregeln) experimentell zu de- und rekonstruieren und diese zugleich gestalterisch zu reflektieren, zu justieren oder transgressiv zu überschreiten. Damit hat diese Art des Spiels – in welcher Form es auch gelebt wird, ob als Rollenspiel, als Brettspiel, als Malen, als Fabulieren, als experimentelle Interessensgruppe, als Lernprozess, als explorative Forschung… – auch *künstlerischen Charakter*, da es mit der Kunst die Eigenschaft verbindet, sich innerhalb eines *exklusiven Raums* zu bewegen und neben seinem Gegenstand (das Thema, der Inhalt des Spiels) zugleich und untrennbar seine Form (die Spielregeln selbst, und sei die Regel eine gerahmte Regellosigkeit) mitzureflektieren. Das Spiel und die Kunst können in experimentellem Rahmen, im Modus der Freiheit und aus dem Ursprung zweckentkoppelter Leichtigkeit heraus, ob intuitiv oder zufällig, neue Formideen für Gemeinschaftlichkeit hervorbringen. Sie haben *innovatives Potenzial*.

Damit sollte deutlich werden, inwiefern hier Kunst und Kultur, so wie auch die anderen beiden Schwerpunkte Architektur und Design und Digitalisierung, als ein *Modus* potenziell transgressiver und sozial innovativer Gestaltung verstanden wird, der sich durch verschiedenste Bereiche der Gesellschaft ziehen und zu sozialem Wandel führen kann. Es soll damit also mehr als nur ein bestimmter Sektor abgebildet werden. Um den künstlerischen Gestaltungsmodus zu veranschaulichen, können auch beispielhafte künstlerische Verfahren außerhalb des kulturellen Sektors aufgezeigt werden.

---

32 https://www.gamelab.berlin/de/home/, Zugriff am 29.05.2023.

3 Innovationen in der Tagespflege

Der Modus des Spiels, wie er künstlerischen Praktiken zu eigen ist, kann in der Tagespflege ein Experimentierfeld für neue soziale Gemeinschaftsformen darstellen. Soziale Innovativität in einer Einrichtung kann dann entstehen, wenn diese künstlerischen Methoden und Praktiken auf die ganz spezifischen Bedürfnisse und Bedarfslagen, Strukturen und Prozesse der Einrichtung selbst implementiert werden. Eine innovative Tagespflege sollte dieses transgressive Potenzial für ihre sozialen Bedarfslagen nutzen. Künstlerische Praktiken können in der Einrichtung selbst entwickelt oder mittels Nachahmung oder Schulung durch andere Initiator:innen oder Multiplikator:innen implementiert werden. An dieser Stelle sollen nur drei Beispiele aus einer Vielzahl innovativer partizipativer Kulturprojekte rund ums Thema Altern kurz beschrieben werden, die die Tagespflege dazu inspirieren könnten, so etwas in ähnlicher, in an die Einrichtungen spezifisch angepasster Form, umzusetzen:

Da wäre zum Beispiel die Gruppe *Die Metabolisten*, ein, wie auf der Website beschrieben wird, sich stets veränderndes freies, interkulturelles, intergeneratives und interdisziplinäres Tanzperformanceensemble mit Sitz in Köln, unter künstlerischer Leitung der Choreographin Silke Z.[33] Die Attribute, die sich das Ensemble zuschreibt, greifen wesentliche Aspekte auf, die hier als Bedingungen einer sozial innovativen Tagespflege festgehalten wurden (vgl. Kapitel 3.2). (Dies ein gutes Beispiel, inwiefern aktuelle Entwicklungen aus Kunst und Kultur ein visionäres Beobachtungsfeld für die Gestaltung sozialer Innovationen darstellen.) Das Ensemble widmet sich, wie auf der Website beschrieben wird, forschend den „Schnittstellen soziokultureller Phänomene und ihrer somatischen Manifestationen", dabei Wissenssilos zwischen Kunst, Wissenschaft und Gesellschaft aufbrechend, und greift somit zwei existenzielle Aspekte auf, die Tagespflegen im Kern charakterisieren: Gesellschaftskultur und körperlich-psychisch-soziale Lebensqualität. Im mehrjährigen intergenerationellen Projekt *Der empathische Körper* (2020-2023) beispielsweise werden nach Angaben auf der Website mit Teilnehmer:innen über 60 sowie Schüler:innen mittels künstlerischer Forschung Fragestellungen rund um den Empathiediskurs ausgelotet, darunter auch zu Auswirkungen auf Beziehungen im Kontext von *social distancing* vor dem Hintergrund der Coronapandemie.[34] Empa-

---

33 https://www.resistdance.de/de/ueber-uns/, Zugriff am 29.05.2023.
34 https://www.resistdance.de/de/der-empathische-koerper-2020-2023/, Zugriff am 29.05.2023.

thie ist ja, wie gezeigt wurde, eine zentrale Bedarfslage in der Tagespflege (Abb. 3), deren Brisanz in der pandemischen Krise nochmal verschärft zutage trat. Es kann sich daher lohnen, sich auch in einer Einrichtung mit einem solchen Projekt auseinanderzusetzen, um die Potenziale eines frei improvisierenden Spiels und der körperlichen, intuitiven, intimen, ohne Sprache auskommenden Ausdrucksform des Tanzes freisetzen zu können. So können – gerade indem es nicht zu stark forciert wird – neue Erfahrungen des Kontakts und von Beziehung entstehen, ein vielleicht tieferes, heterogeneres, persönlicheres Verständnis über Bedarfslagen und Bedürfnisse rund um Empathie erzeugt und vielleicht auch neue ‚Spielregeln' für Kommunikation, Austausch, Füreinanderdasein und Gemeinschaftlichkeit erprobt werden. Nicht zuletzt schult ein solches Projekt unmittelbar die Empathiefähigkeit, da über die Ausdrucksform des Tanzes Einblicke in die perspektivische Wahrnehmung der Teilnehmer:innen, ob Alt oder Jung, gewonnen werden können.

Wie aber kann ein solches Projekt in einer Einrichtung umgesetzt werden? Wenn es das Angebot vor Ort zulässt, wäre ein gemeinsamer Theaterbesuch aller Akteur:innen der Einrichtung (und gegebenenfalls als interkulturelles Kooperationsangebot mit Menschen aus dem Sozialraum) zu einem geeigneten Stück wie etwa *Der empathische Körper* denkbar. Es gibt barrierearme Vermittlungskonzepte für Theater, die beispielsweise auch Menschen mit Demenz oder stark mobilitätseingeschränkte Menschen leichter besuchen können. Umfassende und vertiefte Informationen über verschiedenste Konzepte kultureller Inklusion alternder Menschen bietet etwa das Fachforum *Kubia – Kompetenzzentrum für Kulturelle Bildung im Alter und inklusive Kultur*.[35] Ein gemeinsamer Theaterbesuch ist zwar noch kein *Spielen* an sich, kann aber, im Anschluss, zu einem intensiven reflektierenden Austausch über das zuvor gemeinsam betrachtete Stück führen, der einen nachhaltigen Lernprozess in Gang setzen kann. Noch dazu fördert der Theaterbesuch kulturelle Teilhabe im Sozialraum; regelmäßig stattfindende Besuche oder (intergenerationelle) Kooperationen und Netzwerke können nachhaltige Kontakte mit unterschiedlichsten Menschen außerhalb der Einrichtung fördern. Derartige Ausflüge an kulturelle Orte unternimmt beispielsweise die Berliner Tagespflegeeinrichtung *hoffmansgarten*, die Kooperationen mit Berliner Kultureinrichtungen wie etwa der Philharmonie eingegangen ist.[36]

---

35 https://ibk-kubia.de/, Zugriff am 29.05.2023.

3 Innovationen in der Tagespflege

Noch intensiver wirkt die Durchführung eines eigenen (Tanz-)Theaterprojekts innerhalb der Einrichtung. Auch Menschen mit Demenz müssen hiervon keineswegs ausgeschlossen sein; es gibt theaterpädagogische Vorreiterprojekte, die sich auf die Arbeit mit Menschen mit Demenz spezialisiert haben.[37] Eine Studie hat jüngst gezeigt, inwiefern sich die theaterpädagogische Arbeit mit Demenzkranken in Pflegeeinrichtung positiv auf die Lebensqualität aller Teilnehmer:innen auswirkt und Beziehungen zwischen den Teilnehmenden und auch für Pflegefachkräfte positiv beeinflusst (Cordes/Höhn/Seeling, 2020). Die Durchführung eines solchen Projekts könnte durch ein professionelles Ensemble oder durch Theaterpädagog:innen geleitet, aber auch völlig frei als autodidaktischer Prozess innerhalb der Einrichtung verwirklicht werden. Wichtig ist nur, dass es sich nicht um ein strikt vorgegebenes Konzept, das durchgezogen werden soll, handelt, sondern dass die Gestaltung Prozess- und Improvisationscharakter hat (ohnehin ist nur so eine Form auch für Gäste mit Demenz wirklich geeignet) und freien Selbstausdruck ermöglicht – die Grundhaltung freier Persönlichkeitsentfaltung und von Selbstbestimmung in ihren eigenen Spielregeln verwirklichend. Wenn sich das (Tanz-)theaterprojekt, ähnlich wie *Der empathische Körper*, daneben auch noch der explorativen Erforschung einer zentralen Bedarfs-Thematik widmet, kann es über den ganz wesentlichen sinnlichen und sozialen Erfahrungsprozess hinaus zugleich noch einen transgressiven Lernprozess anstoßen. In solch ein Projekt können auch interessierte (intergenerationelle) Akteur:innen aus dem Sozialraum mit einbezogen werden, was zur Sozialraumbildung und kultureller Teilhabe beiträgt und einen weiteren Innovationsbedarf der Tagespflege gleich mit integriert.

Empathie und Perspektivwechsel kann natürlich über verschiedenste künstlerische Ausdrucksformen erzeugt werden. Zur weiteren Inspiration soll hier ein Projekt aus dem Bereich der Bildenden Kunst genannt werden: Die internationale ‚MailArt'-Ausstellung *Wer bist du heute? – Mein Nachbar mit Demenz* [*Who are you today? – My neighbour with dementia*], die 2020 in Schongau und Augsburg zu sehen war und seither frei online gezeigt wird.[38] Initiiert wurde die Ausstellung durch die künstlerische Kuratorin Doris Kettner, die auch Heilpraktikerin für Psychotherapie mit

---

36 https://www.hoffmannsgarten.de/, Zugriff am 29.05.2023.
37 Vgl. https://www.dementia-und-art.de/index.php/blog/14-demenz-basics/83-theater-mit-und-fuer-menschen-mit-demenz.html, Zugriff am 29.05.2023.
38 https://www.kunst-doriskettner.de/MailArt/, Zugriff am 29.05.2023.

Schwerpunkt Demenz ist, und dem Künstler Thorsten Fuhrmann. Wie auf der Website berichtet wird, haben Kettner und Fuhrmann durch einen internationalen Emailverteiler weltweit Künstler:innen dazu aufgefordert, zu diesem Thema zu arbeiten und Werke zur Ausstellung einzusenden. Als Rücksendung erhielten sie 239 Kunstwerke von 159 Künstler:innen aus 29 Ländern, die alle präsentiert werden.[39] Beim Betrachten der Bilder – auf Papier, aus Holz, als Buchformat – lassen sich zentrale Themen ausfindig machen, die kulturübergreifend aufgegriffen wurden: Verwirrung, Veränderung der Sinneswahrnehmung, Kompetenzverlust, Fragen nach Identität und was man vom eigenen Leben behält, Angst und Trauer, Sehnsucht nach Liebe und Zuneigung, Erinnerung und Vergessen. Einige Arbeiten zeigen sehr persönliche biografische Inhalte. Dargestellt wurden sowohl Perspektiven Erkrankter als auch Perspektiven Außenstehender aus dem Umfeld. Eine Beschäftigung mit solchen Bildern – sei es, auch hier, durch einen Ausstellungs-Besuch, oder durch die Konzeption einer eigenen Ausstellung innerhalb der Einrichtung, die vielleicht auch öffentlich gezeigt wird und damit sozialraumbildend wirkt – kann, wie bei einem Tanz- oder Theaterprojekt, Empathie schulen und für fremde Perspektiven sensibilisieren. Es ist der individuelle, subjektive Charakter der Bilder, der besonders zu berühren vermag; gerade Gefühle und Emotionen können über Bilder (ähnlich wie beim Tanz) besonders gut transportiert werden, da sie intuitiv und direkt emotional wirken, ohne den rationalen Weg über die Sprache zu gehen. Inspirierend ist auch der internationale Charakter des Projekts, der vielleicht dazu anregen kann, das sozialräumliche Netzwerk einer Einrichtung im Sinne globaler Teilhabe mittels digitaler Kommunikationswege über nachbarschaftliche, regionale oder auch nationale Grenzen hinweg zu erweitern. Und auch dieses Projekt hat abstrakte ‚Spielregeln' mit sozial innovativem Charakter: Entstanden aus der ‚Fluxus'-Bewegung in der Kunst will ‚MailArt' Grenzen zwischen formeller und informeller Kunst aufbrechen, die Kunst aus ihrem kommerziellen Rahmen befreien und ins alltägliche Leben hebt. Als ‚Netzkunst' liegt ihr Fokus nicht auf den Kunstwerken selbst, sondern auf dem Prozess ihres Entstehens in einem kommunikativen Netzwerk von Akteur:innen. Hier steckt die Idee eines kontinuierlichen partizipativen und spielerisch-schöpferischen Gestaltungsprozesses – wertebasiert, frei von Kosten- und Mengen-Kalkulationen – wie er in verschiedensten analogen Formaten auch in die Tagespflege Eingang finden kann. (Abermals ein Beispiel für die Übertragbarkeit des

---

39 https://www.youtube.com/watch?v=Jf6D04rsYQQ, Zugriff am 29.05.2023.

Strukturcharakters vieler künstlerischer Konzepte und Produktionen auf die Merkmale sozialer Innovativität.)

Was im *homo ludischen* Spiel erfunden und erfahren wird, kann aus dem Spiel heraus in Strukturen, Kulturen und Prozesse einer Einrichtung eingehen. Einen solchen Weg – die Übertragung von Ideen und erspielten Erfahrungen im Rahmen einer künstlerisch-experimentellen Welt in realgesellschaftliche Strukturen hinein – strebt das Projekt *Forum Habitats* unter der Leitung des kanadischen Künstlers François Grisé an.[40] Das Projekt, das sich jetzt als freie intersektorale Bewegung von Bürger:innen, Künstler:innen, Wissenschaftler:innen und Expert:innen versteht, begann als öffentliche Reflexionsstätte zur Leitfrage, wie wir im Alter leben wollen, mit Fokus auf Wohnverhältnissen und sozialen Netzwerken. In öffentlichen digitalen Panels für Menschen aller Altersgruppen wurden Meinungs-, Erfahrungs- und Ideenbefragungen durchgeführt. Dabei konnten Erfahrungen ausgetauscht, Wünsche geäußert, Zukunftsvisionen kreiert werden. Ganz nach dem Motto eines der Panels: *tabula rasa*, und inspiriert von künstlerischen Arbeitsweisen wie Methoden und Prinzipien des *design fiction*, konnten in den Panels zunächst auf spielerisch-schöpferische Weise Ideen kreiert werden. Die Treffen sollten über diesen spielerischen Rahmen hinaus zur Netzwerkbildung motivieren und zum konkreten Handeln in der Gesellschaft anregen. Hier überschneidet sich künstlerischer Modus und politische Mission. Vielleicht wird dieser Art des ‚Spiels' etwas von seiner freien und spontanen schöpferischen Kraft genommen, indem es an einen bestimmten sozial engagierten Zweck gebunden ist, wohingegen doch mit dem echten, dem reinen ‚Spiel' als „*freie Handlung*" zunächst einmal „*kein Nutzen erworben wird*" (Huizinga, 1987, S. 22). Dennoch: Das parallele Ineinandergreifen von *spielerischen Prozessen* und deren anvisierte *gesellschaftliche Umsetzung* kann die Wirkungskraft künstlerischer Prozesse für soziale Innovationen vor Augen führen und die Tagespflege dazu inspirieren, mehr freies Spiel zu praktizieren und dieses Spielen ernst zu nehmen, also nicht als reines ‚Ruhigstellen durch Beschäftigung' zu betrachten, sondern als experimentelles Spielfeld sozialen Zusammenlebens, das auf Strukturen und Prozesse der Einrichtung Einfluss nehmen kann und sollte. Und längst schon fließen – wenn auch oft in stark gelenkter und nicht mehr ganz so freier Form – spielerische Strukturen wie *design fiction* oder narratives *storytelling* in Managementprozesse großer Unternehmen ein. Warum nicht auch in Organisationsprozesse einer Tagespflege?

---

40 https://www.mouvementhabitats.com/, Zugriff am 29.05.2023.

3.4 Innovationen durch Kunst und Kultur

Ein wesentlicher Aspekt des Spiels steht über allem: „Alles Spiel ist zunächst und vor allem *ein freies Handeln*. Befohlenes Spiel ist kein Spiel mehr." (Huizinga, 1987, S. 16) Wie für alle Aktivitäten einer Einrichtung muss gelten – und anders können Spiel und Kunst ihre Wirkung gar nicht entfalten –, dass auch solche organisierten und durch Spielregeln geleiteten Formen des Kontakts und der Betätigung frei und selbstbestimmt stattfinden und am besten partizipativ beschlossen werden. Genossenschaftliche Strukturen können Inspirationen zur Gestalt freier und selbstbestimmter Interessensgemeinschaften, die ihre ‚Spielregeln' gemeinsam setzen und ihre ‚Spiele' gemeinschaftlich beschließen, liefern. So haben sich beispielsweise die Mitglieder der selbstorganisierten Initiative *50plus – aktiv an der Bergstraße*[41] laut einem Bericht der Bundeszentrale für politische Bildung (bpb) traditionellen und bekannten ‚verschulten' Möglichkeiten zur Wissenserweiterung in der neu gewonnenen freien Zeit nach ihrem Ruhestand losgesagt und streben nun danach, ohne Zwänge und Vorgaben, auf der Suche nach einer „Balance zwischen Freiheit und Verbindlichkeit", neue Lernerfahrungen zu machen und Zeit miteinander zu gestalten.[42] Das kann auch eine Institution wie die Tagespflege inspirieren.

Folgendes Schaubild fasst noch einmal zusammen, welche hier skizzierten künstlerischen Charakteristika im Modus sozialer Transformation zu einer neuen Gestaltgebung sozialer Wirklichkeit führen. Diese ‚Gestalt' sozialer Wirklichkeit wird hier – im Sinne der zwei Ebenen von ‚künstlerischem Spiel', das sich aus einer inhaltlichen und einer strukturellen Ebene heraus konstituiert – als Wechselwirkung von ‚strukturellen' und von ‚inhaltlichen' Wirkweisen charakterisiert, die von den hier skizzierten zentralen Faktoren sozial innovativ beeinflusst werden.

---

41 https://50plus-aktiv-bergstrasse.de/, Zugriff am 29.05.2023.
42 https://www.bpb.de/die-bpb/foerderung/akquisos/211784/aus-der-praxis-bildungsprojekte-fuer-aeltere/, Zugriff am 29.05.2023.

3 Innovationen in der Tagespflege

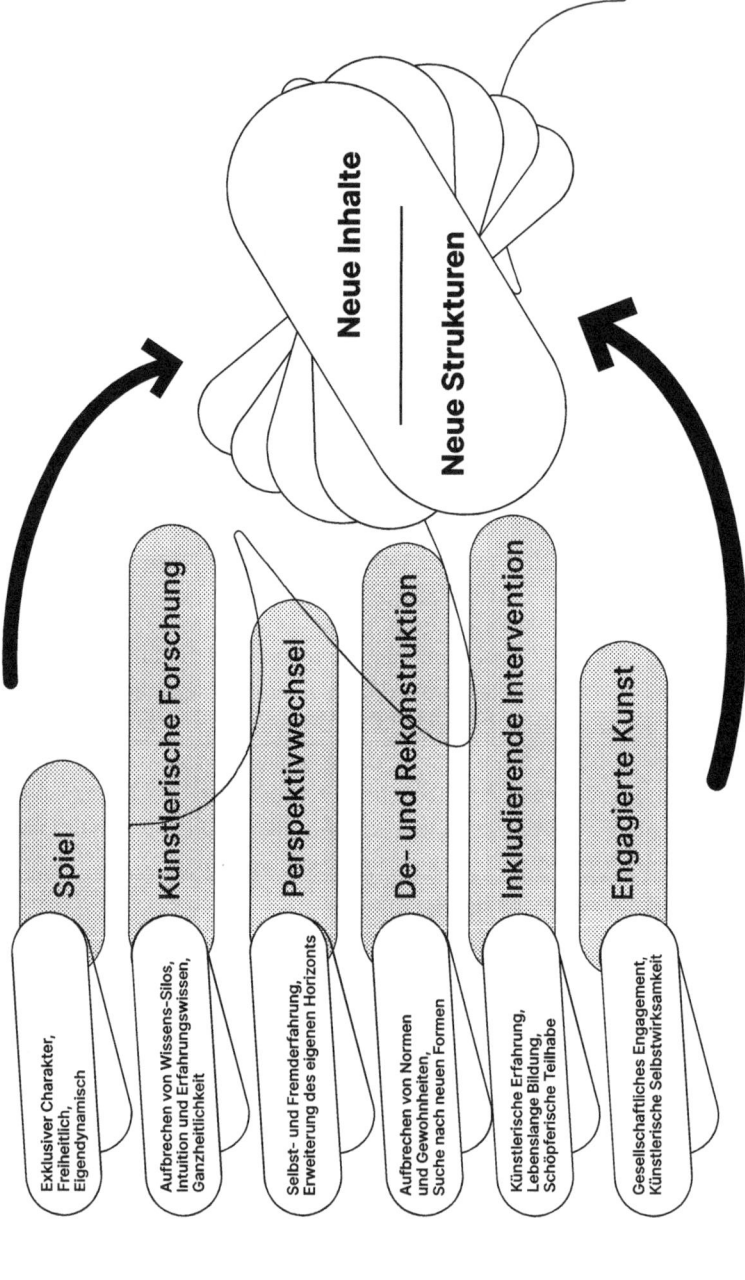

Abb. 6: Innovationen in der Tagespflege durch Kunst und Kultur

3.5 Innovationen durch Digitalisierung

Wie Architektur und Design oder Kunst und Kultur kann auch Technik einen Modus sozialer Innovativität darstellen, der sich durch unterschiedlichste gesellschaftliche Sektoren ziehen und zu sozialem Wandel führen kann (und dies ja in verschiedenen Stufen der Geschichte bereits umwälzend getan hat). Hier soll ein Fokus auf den Aspekt der Digitalisierung gelegt werden, wie er derzeit dabei ist, die Gesellschaft zu verändern, und nun auch in den Bereich der Gesundheitsversorgung – zeitverzögert – in vielfältigen Formen einzieht. Digitalisierung wird oft als erstes, und manchmal vorschnell, mit Innovativität assoziiert. Es muss aber im Einzelfall genau geprüft werden, ob es sich bei den digitalen Techniken und bei der Art und Weise ihrer Anwendung um wirkliche soziale Innovationen handelt, die wertebasiert soziales Miteinander verändern, oder nur um technische Upgrades und Spielereien ohne weiteren (jedenfalls nicht sozialen) Mehrwert, oder gar um Maßnahmen, die soziale Interaktion eher verhindern als fördern (wie etwa das Stillstellen von Patient:innen vor dem Bildschirm, das ja auch bei Kindern kritisiert wird).

Dennoch hat Digitalisierung das Potenzial, ganz neue Formen und Räume des Miteinanders zu schaffen. Ihre Wirkweise kann sowohl mit jener von Architektur und Design als auch mit jener von Kunst und Kultur verglichen werden: Wie eine bauliche Struktur kann Digitalisierung virtuelle Begegnungsräume und Kontaktzonen schaffen, wobei das Design der sozialen Netzwerke wie die Oberflächenaura einer Einrichtungsumgebung wirkt. Die Virtualität der Kontakte kann zwar die ganzheitliche Wirkung der Präsenz nicht ersetzen, hat aber den Vorteil, dass sie zeitlich und räumlich ungebunden ist und somit Sozialraum (potenziell global) erheblich erweitern und zu ganz neuen (zum Beispiel auch internationalen und interkulturellen) Kontakten und Netzwerken führen kann. Darüber hinaus können Virtualität und Präsenz hybrid kombiniert werden. Digitalisierung kann außerdem, wie Kunst und Kultur, *Kontakte und Miteinander der besonderen Art* fördern. Virtualität und Multisensorik können neue und unbekannte Erfahrungswelten spielerisch kreieren, die Fantasie anregen, Empathie schulen. Es kommt hierbei wiederum zentral auf die *Art und Weise* der Anwendung an, wie die folgenden Beispiele zeigen sollen.

Hier wäre zunächst das Potenzial digitaler *Plattformen* zu nennen, die Sozialraumbildung ermöglichen, indem sie Aspekte der Virtualität und Präsenz kombinieren. Dies funktioniert wie eine Art *virtuelle Blaupause*: Mittels

3 Innovationen in der Tagespflege

digitaler Nachbarschaftskarten oder analogen Strukturen bildet die digitale Plattform Strukturen und Akteur:innen eines analogen Sozialraumes ab und kreiert eine zweite, digitale Kommunikations- und Netzwerkebene. Privatpersonen und kommunale Institutionen wie Gruppen, Vereine, oder eben auch die Tagespflege können digital miteinander in Austausch treten. An zentraler Stelle können Informationen durch Nutzer:innen, Gruppen oder Kommunen zusammengeführt werden. Über Plattformen kann auch schnell und gezielt Hilfe gesucht und angeboten werden, wo diese benötigt wird, etwa über digitale ‚Zeittauschbörsen' zur Förderung nachbarschaftlicher Solidarität. Über derartige Plattformen können Hilfsstrukturen oder auch demokratische Mitentscheidungsprozesse angeregt werden.[43] Die Potenziale solcher oder ähnlicher Plattformen kann eine Tagespflege nutzen, um sich zu vernetzen, Wissenstransfer zu fördern, um Unterstützung zu bitten, Interessensgruppen zu bilden, die soziale ‚Teilhabe' ihrer mobilitätseingeschränkten Klient:innen auf digitaler Ebene zu fördern, oder um sich selbst im umgebenden Sozialraum zu engagieren und dabei ihrer Verantwortung als Teil eines übergeordneten intersektoralen Sozialraums gerecht zu werden. Welche Plattform die Einrichtung auch nutzt: Wichtig sind hier spezifisch digitale ‚Spielregeln', wie die Gewährleistung von Datenschutz oder digitaler Barrierearmut.

All jene Plattformen bieten äußere Strukturen, in denen Sozialraumbildung selbstreguliert stattfinden kann. Eine ebenfalls potenziell sozialraumbildende Plattform, die aber den Fokus auf die Gestaltung spielerischer Formen der Gemeinschaftlichkeit legt und speziell für Pflegeeinrichtungen konzipiert ist, soll in dem an der Universität Vechta ins Leben gerufene Projekt *ViVerA* erprobt und etabliert werden.[44] In dem Projekt soll ein digitales und ortsunabhängiges Freiwilligenengagement für die Altenhilfe entstehen (*virtual volunteering*), das all jene jüngere Menschen animieren will, die aufgrund ihrer Lebensrealitäten wie Beruf und Familie zeitlich und örtlich stark eingeschränkt sind. Damit soll dem Mangel an Freiwilligen in der Altenpflege entgegengewirkt werden. Über eine Konferenzplattform werden intergenerationelle Treffen und Veranstaltungen durchgeführt, bei denen Freiwillige per Videokonferenz in das Freizeitprogramm von Altenpflegeeinrichtungen eingebunden werden. Dabei können laut Angaben auf

---

43 vgl., um nur einige Beispiele für derartige Plattformen aufzuführen, etwa die Plattformen https://www.dasnez.de/#/landing, https://nachbarschaft.net/, https://mio-ev.de/?page_id=377, Zugriffe am 29.05.2023.
44 https://www.viveras.de/, Zugriff am 29.05.2023.

der Website bereits bestehende Angebote in den Einrichtungen gemeinsam durchgeführt werden; die Freiwilligen können aber auch eigene Angebote mitbringen oder gemeinsam mit den Menschen in den Einrichtungen entwickeln. Es ist geplant, dass sich die Bewohner:innen und Besucher:innen auch mit jenen anderer Pflegeheime oder anderen Personen vernetzen, neue Kontakte knüpfen und Freundschaften pflegen können. Allein der intergenerationelle Charakter der Angebote birgt in sich sozial innovatives Potenzial. Die Ausgestaltung der Angebote kann sich an den Ansprüchen orientieren, wie sie auch für Angebote aus dem Bereich Kunst und Kultur beschrieben wurden: am freien, offenen Spiel im virtuellen Raum, das nicht zu stark vorgegeben wird, sondern intrinsisch, improvisierend, selbstregulativ in der Gruppe als *virtuelles Miteinander der besonderen Art* entsteht.

Spielen, das kann auch heißen: Die Perspektive wechseln, sich in einen anderen, vielleicht ganz fremden, Erfahrungshorizont hineinversetzen. Solche Perspektivwechsel können im sozialen Miteinander dialogisch entstehen oder im Spiel explorativ-nachahmend fingiert werden. Es gibt aber auch digitale Tools, die Perspektivwechsel unmittelbar sensorisch stimulieren. Die bisher am besten entwickelte Technologie zur Simulation fremder Perspektiven kommt aus dem Bereich der virtuellen Realität (VR): *Head Mounted Displays* (HMD) ermöglichen Perspektiventausch als unmittelbare, multisensorische Erfahrung und können somit rein kognitive Prozesse noch überschreiten. Der Einsatz dieser Technik, etwa zur Schulung von Pflegekräften und Mitarbeiter:innen in Tagespflegeeinrichtungen, ermöglicht Empathie. VR-Brillen eignen sich auch zur Schulung sozialkommunikativer Kompetenzen, indem über sie herausfordernde Pflege- und Kommunikationssituationen virtuell simuliert und durch die Anwender:innen durchgespielt und eingeübt werden können. Die Anwendung der Technologie wurde bereits in Pflegeschulungen eingesetzt und getestet, ihr Erfolg durch erste Studien belegt (Horvath, 2019). So kann ein Einsatz von 3D-Brillen bei der Schulung von Pflegefachkräften und Mitarbeiter:innen zu mehr Sensibilität für spezifische Erfahrungswelten von Patient:innen oder Klient:innen und mehr Empathie sowie besseren sozialkommunikativen Kompetenzen führen – was die gesamte Haltung einer Einrichtung, die Formen des Umgangs und der Interaktion, sozial innovativ verbessern kann. In diesem Sinne hat die interdisziplinäre Forschungs- und Entwicklungsplattform *gamelab.berlin* an der Humboldt Universität zu Berlin zusammen mit dem Kuratorium Deutsche Altershilfe (KDA) ein Konzept für ein Projekt zur Steigerung der Versorgungsqualität für Menschen mit Demenz in medizinischen und pflegerischen Einrichtun-

3 Innovationen in der Tagespflege

gen unter Verwendung von *Head Mounted Displays* (HMD), die zur Sensibilisierung von Mitarbeiter:innen und Angehörigen demenzerkrankter Menschen eingesetzt werden können, entwickelt. Derartige Einblicke in Wahrnehmungswelten demenzkranker Menschen waren bisher nur hypothetisch, nicht aber auf eine solch multisensorisch stimulierende Weise möglich. Sie könnten zu einem völlig neuen Umgang mit demenzkranken Menschen innerhalb einer Einrichtung, zu einer sensibleren, verständigeren Haltung führen. Die partizipative Einbindung von Einrichtungen und deren Mitarbeitenden sowie Angehörigen von Menschen mit Demenz soll sich dabei am konkreten Bedarf der Betroffenen orientieren. Dies macht deutlich, inwiefern Technik in einem dem Menschen konkret dienenden – und nicht dominierenden – Sinne eingesetzt werden kann.

Digitale Tools können also zur Schulung von Empathie, zur Sozialraumbildung und zur Aktivierung von sozialem Miteinander eingesetzt werden – und docken damit an drei zentrale Bedarfslagen in der Tagespflege an. Und auch der gezielte Einsatz digitaler Technologien zur ganzheitlichen körperlichen, geistigen und sozialen Aktivierung in einem rehabilitativen Gesundheitsverständnis trägt mit zur Gestaltung der Einrichtung als *anregende Umwelt* bei. Es gibt eine Reihe multisensorisch stimulierender, aktivierender, empowernder digitaler Tools, die ganzheitlich konzipiert, intradisziplinär in Kooperation mit wissenschaftlichen Forschungsinstituten entwickelt und in der Praxis erprobt und evaluiert wurden und sich für solche Anwendungen eignen: So zum Beispiel die Spielekonsole für ältere Menschen *memoreBox* der Firma *RetroBrain* mit gestengesteuerten therapeutischen Videospielen speziell für Senior:innen[45], oder ein 3D-Bildschirm mit Computerspielen für ältere Menschen der Firma *SilverFit* zur Aktivierung motorischer und kognitiver Ressourcen, der an unterschiedliche Fähigkeiten (auch für Menschen mit Demenz) angepasst werden kann[46]. Beide Technologien sind zum Einsatz in Gruppen in Pflegeeinrichtungen vorgesehen und sollen auch den Austausch und soziale Bindungen zwischen Bewohner:innen oder Klient:innen sowie Angehörigen und Pflegekräften stärken. Durch die Projektion von ‚haptischen' Lichtspielen auf eine Fläche können durch die virtuelle Technologie *Tovertafel* geistige und soziale Fähigkeiten bei Menschen mit Demenz gefördert und laut Ergebnissen aus Wirkungsstudien soziales Miteinander in Einrichtungen

---

45 https://retrobrain.de/, Zugriff am 29.05.2023.
46 https://silverfit.com/de/, Zugriff am 29.05.2023.

3.5 Innovationen durch Digitalisierung

und Lebensqualität erheblich verbessert werden[47] - ganz ähnlich wie De *BeleefTV*, ein digitaler interaktiver Aktivitätstisch mit Multitouchscreen mit Spielen für ältere Menschen mit Demenz[48]. Tragbare haptische Spielzeuge mit digitalen Features – wie etwa der Therapieball *Ichó*, vollgepackt mit Licht, Musik, Geschichten, Rätseln und Übungen für Menschen mit Unruhe, Angstzuständen oder Desorientiertheit, insbesondere auch bei Demenz[49] – können zur Gruppen- oder Einzeltherapie eingesetzt werden. Sie reagieren mittels intelligenter Technologien auf Bewegungen der Spielenden und interagieren mit ihnen. All diese Technologien führen nicht *per se* und alleinig zu einem veränderten sozialen Miteinander. Sie können aber zur Gestaltung anregender Umwelten in einer Einrichtung beitragen, im rehabilitativen Sinne körperlich aktivieren und geistig stimulieren und – als Ergänzung zu anderen sozialen Aktivitäten – gemeinsame Erfahrungen in der Gruppe durch virtuelle Welten und intelligente interaktive Technologie erweitern. Gezielt eingesetzt können sie mit einen Beitrag zu sozial innovativen Prozessen einer Einrichtung leisten.

Im folgenden Schaubild werden noch einmal diejenigen Merkmale sozial innovativer digitaler Technologien zusammengefasst, die zu einer neuen Gestaltgebung sozialen Miteinanders in Tagespflegeeinrichtungen führen. Digitale Tools erweitern die Möglichkeiten sozialen Miteinanders, wie sie auch Kunst und Kultur (Abb. 6) und Architektur und Design (Abb. 5) umsetzen können, auf spezifische Weise, indem sie räumliche Grenzen und kognitive Erfahrungshorizonte virtuell überschreiten.

---

47 https://www.tover.care/de/tovertafel/senioren-demenz, Zugriff am 29.05.2023.
48 https://debeleeftv.com/de/demenz/, Zugriff am 29.05.2023.
49 https://icho-systems.de/, Zugriff am 29.05.2023.

3 Innovationen in der Tagespflege

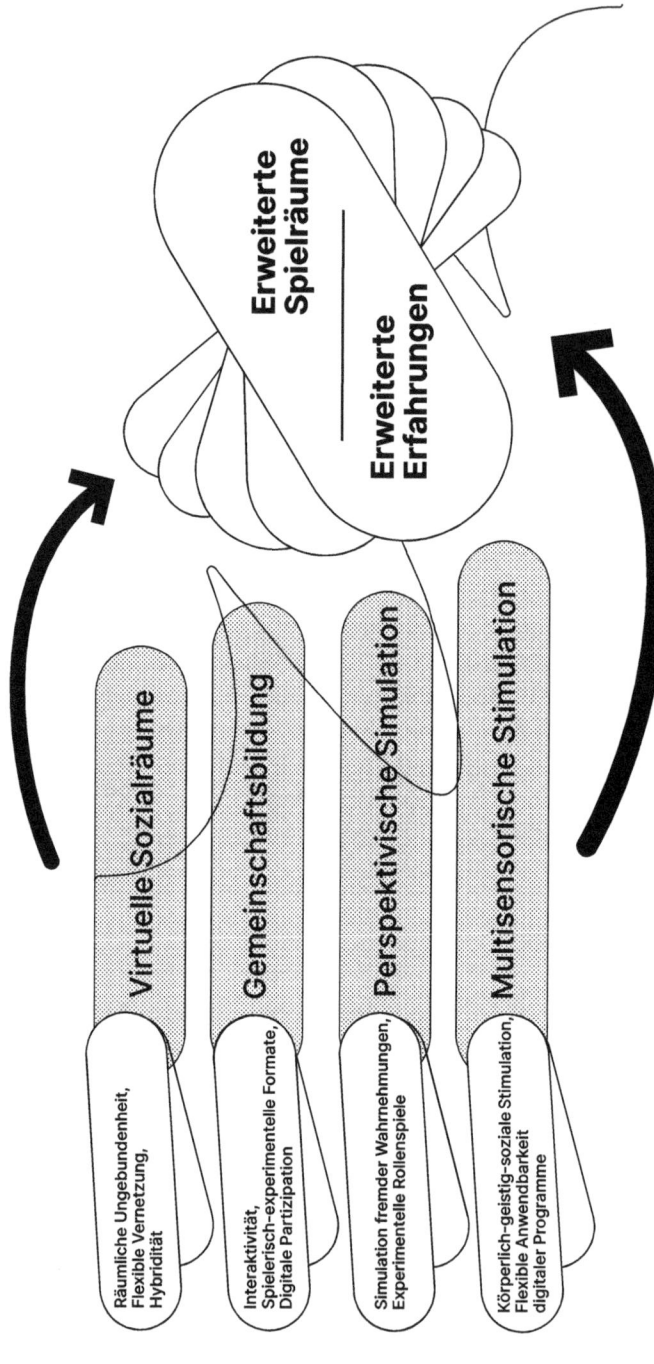

Abb. 7: Innovationen in der Tagespflege durch Digitalisierung

4 Schlussbemerkungen

Es ist nun ein Bild entworfen worden, auf welch vielfältige Weise soziale Innovationen das Miteinander und Erlebnisgeschehen in Tagespflegeeinrichtungen prägen können und inwiefern Innovationen aus den Bereichen Architektur und Design, Kunst und Kultur und Digitalisierung in hohem Maße dazu beitragen können. Sie fördern *Zugehörigkeit und Handlungsfähigkeit* durch universelles und partizipatorisches Design, anregende und inspirierende Gestaltung, Kontaktzonen oder symbolisches Sichtbarmachen ressourcenorientierter Altersbilder (Abb. 5), schaffen *Kulturen des Miteinanders* durch künstlerisch-exploratives Spiel, inkludierende kulturpädagogische Konzepte, De- und Rekonstruktion gewohnter Normen und Perspektiven oder politisch engagierte Kunst (Abb. 6) und *erweitern räumliche und perspektivische Grenzen und Möglichkeiten* durch digitale Technologien, indem sie in virtuellen Sozialräumen und durch interaktive Formate Gemeinschaft erzeugen, Zugänge zu fremden Erfahrungswelten öffnen oder multisensorisch stimulieren und damit ganzheitlich körperlich, geistig und sozial anregen und aktivieren (Abb. 7).

Hinter all den hier beschriebenen Bedingungen sozial innovativer Einrichtungen und den hier skizzierten Ansätzen kommt eine bestimmte wesentliche Grundhaltung zum Tragen, nämlich der *Wille zum wirklichen und dauerhaften Veränderungsprozess*. Es geht im Kern darum, dass soziale Innovationen eben nicht als kurzfristiges Trendphänomen verstanden werden und sich schnell in die Einrichtung aufpfropfen lassen, um das eigene Image zu pushen – sondern als ein *kultureller Lebenswandel*, als eine *neue Form des Miteinanders*, die alle Akteur:innen in der Einrichtung und in der auf sie einwirkenden und durch sie mitgestalteten Gesellschaft unmittelbar betrifft und tiefgreifend verändert.

Das heißt aber nicht, dass alle Bedingungen sozial innovativer Einrichtungen auf Anhieb vollständig erfüllt sein müssen – und dies wird auch in den seltensten Fällen *à priori* vorliegen. Eine Analyse des innovativen Potenzials einer Einrichtung soll zunächst nur aufzeigen, an welchen Stellen noch Entwicklungsbedarf besteht. Die Analyse kann ein erster Schritt zum Anstoß von Lernprozessen, die zur innovativen (Weiter-)entwicklung führen, sein. Durch regelmäßige Fort- und Weiterbildungen, inter- und transprofessionelle Zusammenarbeit, Netzwerkarbeit mit professionellen

4 Schlussbemerkungen

Akteur:innen außerhalb der Einrichtung sowie partizipative Lernprozesse im Sinne einer organisationalen Lernkultur können die einzelnen Aspekte nach und nach immer besser gewährleistet werden. Wichtig ist zunächst nur die Offenheit und Bereitschaft, auch der Mut, einer Einrichtung, sich weiterzuentwickeln und zu verändern – nicht nur oberflächlich, sondern von Grund auf. Aber – und das ist der Kern dieses Innovationsverständnisses – es wird eine Entwicklung sein, die sich, gemeinwohlorientiert, an den Bedarfen aller Beteiligten ausrichtet, die intrinsisch motiviert ist und von den Beteiligten individuell nach den eigenen Wünschen und Ideen gestaltet ist. Es soll sich hier nicht um eine schablonenartige Formvorgabe handeln, die ein Mehr an Arbeit, Mühe oder Geld bedeutet – sondern um Impulse zur individuellen Gestaltung und Entwicklung, die zu mehr Lebensqualität, zur individuellen Entwicklung und Erhaltung der Gesundheit und der Persönlichkeitsentwicklung der Klient:innen der Tagespflege, aber genauso auch der Mitarbeiter:innen und aller anderen Akteur:innen führt. Dementsprechend werden hier als Bedingungen für soziale Innovativität nicht konkrete, formale Maßnahmen genannt – eben diese müssen, je nach Bedarf ‚vor Ort' individuell von den Beteiligten selbst entwickelt werden –, sondern es werden die Prozessqualität und Qualität der inneren Einstellungen und Haltungen, die zu innovativen, eigendynamischen Ideen und Maßnahmen führen, beschrieben.

Hoch professionalisierte und niedrigschwellige Maßnahmen können gleichermaßen innovativ wirken. Es kommt nur darauf an, wie passgenau die Projekte und Maßnahmen an spezifische Bedarfslagen und Möglichkeiten vor Ort andocken und wie wirksam und nachhaltig sie jeweils umgesetzt werden. Ohnehin sind es, wie der niederländische Architekt Hermann Hertzberger mit seinem Konzept der *In-Betweens* (Hauderowicz & Serena, 2020, S. 78) geschildert hat, im individuellen Erleben oftmals die kleinen, spontanen, zufälligen Begegnungen an noch undefinierten, unspektakulären Räumen, die die tiefgreifendsten und weitreichendsten Veränderungen herbeiführen, ist man nur empfänglich dafür: auf einer Bank vor der Einrichtung neben einer Bushaltestelle, bei einem Halt mit dem Fahrdienst auf offener Strecke... Soziale Innovationen setzen daran an, das Soziale, das sich ja ohnehin immerzu abspielt, achtsam, reflektiert und an diversen Bedarfslagen ausgerichtet zu steuern.

5 Literatur

Albrecht, I. (2007). *Eine zukunftsorientierte Betreuungsform für Menschen mit Demenz: Das Wohngruppenkonzept „Clara Zetkin". Eine Betrachtung aus konzeptioneller, pflegewissenschaftlicher und betriebswirtschaftlicher Sicht in den Jahren 2002 bis 2003.* Köln.

Antonovsky, A. (1997). *Salutogenese. Zur Entmystifizierung der Gesundheit,* Tübingen.

Arend, S. (2009). *Auf dem Weg in die 5. Generation.* Altenheim 5/2009, S. 32-35.

Bundesministerium für Gesundheit & Kuratorium Deutsche Altershilfe (Hrsg.) (2002). *KDA Hausgemeinschaften – Die 4. Generation des Altenpflegeheimbaus. Eine Dokumentation von 34 Projekten.* BMG-Modellprojekte. Band 9. Köln.

Bundesministerium für Gesundheit und Soziales Sicherung & Kuratorium Deutsche Altershilfe (Hrsg.) (2004). *Hausgemeinschaften. Die 4. Generation des Altenpflegeheimbaus Planungshilfe.* BMGS-Modellprojekte. Band 8. Köln.

Bundesregierung für Bildung und Forschung (Hrsg.) (2021). *Ressortkonzept zu Sozialen Innovationen.* Zugriff am 01.05.2023 unter: https://www.bmbf.de/SharedDocs/Publikationen/de/bmbf/1/168520_Ressortkonzept_zu_Sozialen_Innovationen.pdf?__blob=publicationFile&v=4.

Bieri, P. (2020). *Eine Art zu leben. Über die Vielfalt menschlicher Würde.* Frankfurt am Main.

Cordes, F./Jessica Höhn/Stefanie Seeling (2020). *Praxishandbuch. Theater in der Pflege von Menschen mit Demenz.* Weinheim.

Ernst, R. W. (2018). *Räumliche Ressourcen. Architektur im Prozess gesellschaftlicher Verantwortung.* Bielefeld.

Grützmacher, K. (2021). *Planetary Health – ein gesunder Planet für ein gesundes Leben.* In: Klapper, B. & Cichon, I. (Hrsg.) *Neustart! Für die Zukunft unseres Gesundheitswesens* (S. 605-611). Berlin.

Hahn, A. (2017). *Architektur und Lebenspraxis. Für eine phänomenologisch-hermeneutische Architekturtheorie.* Bielefeld.

Hahn, A. (2022): *Vom Wohnen erzählen – Narrative Pragmatik und Beispielhermeneutik. Aufsätze zu einer wissenschaftstheoretischen Fundierung der Architektur- und Wohnwissenschaft.* Wiesbaden.

Hasse, J. (2016). *Was Räume mit uns machen – und wir mit ihnen. Kritische Phänomenologie des Raumes.* Freiburg i. Br./München.

Hasse, J. (2023): *Was bedeutet es zu wohnen? Anstöße zu einer Ethik des Wohnens.* Baden-Baden.

Hauderowicz, D. & Serena, K. (Hrsg.) (2020). *Age-Inclusive Public Space.* Berlin.

5 Literatur

Horvath, N. (2019). *Pflege und VR – Werden virtuelle Trainings bald auch in der Pflege-Branche zur alltäglichen Realität?* Zugriff am 29.05.2023 unter: https://pflege-professionell.at/pflege-und-vr-werden-virtuelle-trainings-bald-auch-in-der-pflege-branche-zur-alltaeglichen-realitaet.

Howaldt, J. et al. (2014). *Erklärung „Soziale Innovationen für Deutschland"*. Version 2.0. Zugriff am 01.05.2023 unter: https://www.h-brs.de/files/erklaerung_soziale_innovationen_2.0_isi.pdf.

Huizinga, J. (1987). *Homo ludens. Vom Ursprung der Kultur im Spiel.* Hamburg.

Illies, C. (Hrsg.) (2020). *Bauen mit Sinn. Schritte zu einer Philosophie der Architektur.* Wiesbaden.

Jonitz, G. (2021). *Value-based Healthcare – patienten- und werteorientierte Versorgung.* In: Klapper, B. & Cichon, I. (Hrsg.) *Neustart! Für die Zukunft unseres Gesundheitswesens* (S. 547-553). Berlin.

Kajita, M. (2020). *What Kind of Bodies Do Architects Imagine When Designing?* In: Hauderowicz, D. & Serena, K. (Hrsg.) *Age-Inclusive Public Space* (S. 116-119). Berlin.

Kojève, A. (1975). *Hegel. Eine Vergegenwärtigung seines Denkens. Kommentar zur Phänomenologie des Geistes.* Frankfurt am Main.

Kruse, A. (2014): *Die Grenzgänge des Johann Sebastian Bach. Psychologische Einblicke.* Berlin.

Kruse, A. (2017). *Lebensphase hohes Alter: Verletzlichkeit und Reife.* Berlin.

Kruse, A. (2023). *Leben in wachsenden Ringen. Sinnerfülltes Alter.* Stuttgart.

Kuratorium Deutsche Altershilfe (Hrsg.) (1988). *Neue Konzepte für das Pflegeheim – Auf der Suche nach mehr Wohnlichkeit.* KDA-Schriftenreihe. Vorgestellt 46. Köln.

Kuratorium Deutsche Altershilfe (2007). *Tagespflege. Planungs- und Arbeitshilfe für die Praxis.* Heidelberg.

Kuratorium Deutsche Altershilfe (Hrsg.) (2008). *Vom Pflegeheim zur Hausgemeinschaft. Empfehlungen zur Planung von Pflegeeinrichtungen.* Reihe: Architektur und Gerontologie. Band 5. Köln.

Maack, L. (2022). *Verräumlichte Subjektivierung. Aktivierung und Kulturalisierung im Altenpflegeheim.* Wiesbaden.

Michell-Auli, P. & Sowinski, C. (2012). *Die 5. Generation: KDA-Quartiershäuser. Ansätze zur Neuausrichtung von Alten- und Pflegeheimen.* Köln.

Müller, S. & Kopf, H. (2015). *Schlussbericht Forschungsprojekt: Soziale Innovationen in Deutschland.* Zugriff am 30.05.2023 unter: https://www.h-brs.de/files/bmbf_schlussbericht_finale_version_oz_isi.pdf.

Robert Bosch Stiftung & Hertie School (2021): *Think Lab 3: Patienten-Typologien im Gesundheitssystem von morgen.* In: Klapper, B. & Cichon, I. (Hrsg.) *Neustart! Für die Zukunft unseres Gesundheitswesens* (S. 104-118). Berlin.

Schulz-Nieswandt, F. (2019). *Die Formung zum Homo Digitalis. Ein tiefenpsychologischer Essay zur Metaphysik der Digitalisierung.* Würzburg.

Schulz-Nieswandt, F. (2021). *Wann ist eine soziale Innovation innovativ? Der erkenntnistheoretische Status eines „Index der Non-Exklusion" als Fluchtpunkt gesellschaftspolitischer Orientierung.* Berlin.

Schulz-Nieswandt, F/Ursula Köstler/Kristina Mann (2021a). *Kommunale Pflegepolitik. Eine Vision.* Stuttgart.

Schulz-Nieswandt, F./Ursula Köstler/Kristina Mann (2021b). *Lehren aus der Corona-Krise. Modernisierung des Wächterstaats im SGB XI. Sozialraumbildung als Menschenrecht statt ‚sauber, satt, sicher, still'.* In: Studien zum sozialen Dasein der Person. Band 38. Baden-Baden.

Schulz-Nieswandt, F. (2022). *Der heilige Bund der Freiheit: Frankfurt – Athen - Jerusalem: eine Reise.* Baden-Baden.

Schulz-Nieswandt, F./Ursula Köstler/Kristina Mann (2022). *Gestaltwerdung als Gelingen der Daseinsführung im Lebenszyklus. Das Erkenntnisinteresse der Kritischen Wissenschaft von der „gerontologischen Sozialpolitik".* Baden-Baden.

Schulz-Nieswandt, F. (2023a). *Der Mensch als geistiges Naturwesen bei Adolf Portmann (1997-1982). Reflexionsfragmente in Lichte eigener autobiographischer Perspektiven.* Baden-Baden.

Schulz-Nieswandt, F. (2023b). *Transnationale Zuwanderung der Sorgearbeit. Eine Problematisierung.* Stuttgart: Kohlhammer.

Schulz-Nieswandt, F. (2023c). *Onto-Poetik der responsiven Gabe.* Baden-Baden.

Schulz-Nieswandt, F. (2023d). *Aura des Augenblicks. Epiphanisches Erleben in Dorothy L. Sayers (1893-1957) Roman ‚Aufruhr in Oxford'.* Würzburg.

Schulz-Nieswandt, F. (2023e). *Mythische Atmosphäre und kreativer Eros. Das Zusammenspiel in „Venus und der Antiquar" von Leo Weismantel.* Würzburg.

Schulz-Nieswandt, F. & Thimm, P. (2023a): *Morphologie und Metamorphosen des Dritten Sektors. Die Entelechie der Gemeinwirtschaft in der wirtschaftsorganisationsrechtlichen Disziplinarordnung.* Berlin.

Schulz-Nieswandt, F. & Thimm, P. (2023b): *Wirtschaftsorganisationsrecht und Organisationskultur in der Langzeitpflege.* Berlin u. a.: LIT.

Schulz-Nieswandt, F./Benjamin Chardey/Malte Möbius (2023): *Zur Kritik der innovativen Vernunft. Der Mensch als Konjunktiv.* Baden-Baden.

Schulz-Nieswandt, F. et al. (2023). *Innovationen in der Sozialpolitik des Alterns. Eine kritische Vermessung innovativen Wandels.* Stuttgart.

Sowinski, C. & Ivanova, G. (2011). *Stationäre Langzeitpflege.* In: Schaeffer, D. & Wingenfeld, K. (Hrsg.) *Handbuch Pflegewissenschaft.* Weinheim.

Winter, H.-P./Rolf Gennrich/Peter Hass (1999). *Werkstattbericht zur Entwicklung familienähnlicher Wohn- und Lebensformen für pflegebedürftige und/oder verwirrte alte Menschen.* Reihe: Architektur und Gerontologie. Band 2. Köln.

Wloka, L.-F. & Terstriep, J. (2020). *Messung sozialer Innovationen. Ein Blick auf die organisationale Innovativität.* Forschung aktuell, 6/2020. Gelsenkirchen.

Wright, M. (2020). *Partizipation: Mitentscheidung der Bürgerinnen und Bürger.* In: Bundeszentrale für gesundheitliche Aufklärung (BZgA) (Hrsg.). *Leitbegriffe der Gesundheitsförderung und Prävention. Glossar zu Konzepten, Strategien und Methoden.* Zugriff am 14.08.2023 unter: https://leitbegriffe.bzga.de/alphabetisches-verzeichnis/partizipation-mitentscheidung-der-buergerinnen-und-buerger/.